一图解针灵

郭长青　郭妍　李彬　主编

（第2版）

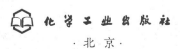
化学工业出版社
·北京·

内容简介

单穴治病是针灸治疗的精粹，因其操作简便、见效迅速而受到历代针灸医家的重视，只要取穴恰当，运用得法，即可起到事半功倍的疗效，因而具有疗效高、痛苦少、易被患者接受等特点。本书对近百种临床常见病及多发病提供了多种单穴治疗方案，操作方法以针刺为主，配合拔罐、艾灸、穴位注射、小针刀、穴位贴敷等多种方法，并附精确的真人取穴图及穴位解剖图。书中治法简明、有效、易学、易用，方便低年资临床医师、医学院校师生及针灸爱好者阅读参考。

图书在版编目（CIP）数据

图解一针灵/郭长青，郭妍，李彬主编. —2版. —北京：
化学工业出版社，2022.6
ISBN 978-7-122-41128-0

Ⅰ.①图… Ⅱ.①郭…②郭…③李… Ⅲ.①针灸疗法-
穴位-图解 Ⅳ.①R224.4

中国版本图书馆CIP数据核字（2022）第055509号

责任编辑：李少华　　　　　　　　　　　装帧设计：张　辉
责任校对：赵懿桐

出版发行：化学工业出版社（北京市东城区青年湖南街13号　邮政编码100011）
印　　装：大厂聚鑫印刷有限责任公司
710mm×1000mm　1/16　印张14¹⁄₂　字数253千字　　2022年9月北京第2版第1次印刷

购书咨询：010-64518888　　　　　　　　售后服务：010-64518899
网　　址：http://www.cip.com.cn
凡购买本书，如有缺损质量问题，本社销售中心负责调换。

定　　价：48.00元

本书编写人员名单

主　　编　　郭长青　郭　妍　李彬

副主编　　胡　波　赵　莉　宋壮壮

编写人员　　郭长青　郭　妍　李　彬

　　　　　　胡　波　赵　莉　宋壮壮

　　　　　　张　义　侯智文　冯小杰

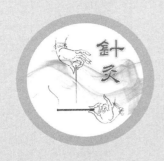

前　言

　　针灸是中医学中重要的组成部分，它是在中医基础理论的指导下，运用各种刺激手段（如针刺、艾灸、拔罐、刮痧、按摩等）作用于经络或腧穴上，以达到防治疾病的目的。在中国几千年的历史长河中，针灸为保障劳动人民的健康发挥了重大的作用。

　　在针灸治疗的过程中，选穴和针刺手法关系到疾病的诊疗效果，这也是针灸临床工作者面临的最重要的问题。如何能够简单、有效地选取穴位，并能达到良好的治疗效果？在《四总穴歌》中提出"肚腹三里留，腰背委中求，头项寻列缺，面口合谷收"就是最简单、最直接，也是最有效的单穴疗法。几年来，临床工作者、研究者在实践中不断地摸索，各自都总结了一套单穴治疗疾病的有效方法，不仅节约了诊疗时间，也减轻了病患的痛苦，单穴疗法越来越受到重视。在此前提下，我们总结近年来"一针灵"的取穴操作方法，整理编写了本书，以期能够对针灸临床工作者有一定的帮助。

　　由于水平有限，编写时难免出现纰漏，恳请广大读者斧正，以便日后完善。

编　者

2022 年 7 月

目录

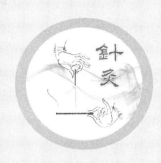

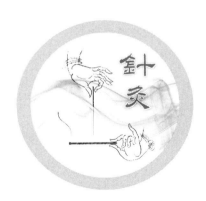

第一章
内科疾病

第一节 感 冒

感冒是风邪侵袭人体所引起的以头痛、鼻塞、流涕、喷嚏、恶寒、发热等为主要临床表现的常见外感疾病；其轻者，一般通称"伤风"，其重者，称为"重伤风"；若病情较重，在一个时期内广泛流行，不分男女老少，证候相似的，称为"时行感冒"。现代医学中上呼吸道感染属于"感冒"的范畴，流行性感冒属于"时行感冒"的范围。

◉ 治法（一）

【取穴】液门：在手背，当第4、5指间，指蹼缘后方赤白肉际处。

【穴性分析】本穴为手少阳三焦经荥穴，荥主身热，有清热、解表、调和表里之功，是治疗感冒的要穴。

【操作】患者取坐位或仰卧位，用短毫针沿4、5掌骨间隙刺入约1寸，行提插捻转，留针15～30分钟。若一侧针感不明显时，可再刺另一侧。

【来源】张建筑，张鹏.针刺液门穴治疗感冒98例［J］.中国民间疗法，2004，12（2）：17.

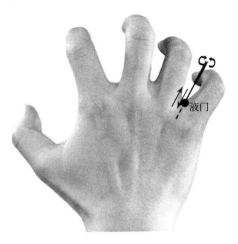

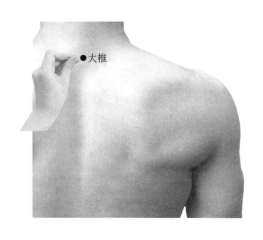

⊙ 治法（二）

【取穴】大椎：在第7颈椎棘突下凹陷处。

【穴性分析】本穴位位于颈部居上属阳，有向上向外之性，能散寒解表，疏风散热，主治外邪侵袭肌表所致表证。

【操作】令患者侧卧，两腿屈曲，双手抱头之枕部，使颈部和胸部最大限度向前屈曲，用三棱针点刺大椎穴局部2～3下，立即在针刺部位拔火罐，以溢血为度，留5～10分钟起罐，以患者自觉症状消除决定次数。如病情不减，在原部位连续进行1～2次，待症状消除停止。

【来源】张多斌.针刺大椎穴配合拔罐治疗感冒36例［J］.中医外治杂志，2008，17（03）：23.

⊙ 治法（三）

【取穴】风池：在项部，当枕骨之下，与风府相平，胸锁乳突肌与斜方肌上端之间的凹陷处。

快速取穴法：俯伏坐位，医者以拇、食指从枕骨粗隆两侧向下推按，当至枕骨下缘凹陷处与乳突之间，即斜方肌与胸锁乳突肌之间，用力按之有酸胀麻感处即是。

【穴性分析】本穴为足少阳、阳维之会，阳维为病苦寒热，故有祛风散邪解表的作用，是治疗表证的常用穴，主治感冒、头痛、热病初期、疟疾、颈项强痛等。《伤寒论》：太阳病，初服桂枝汤，反烦不解者，先刺风池、风府。

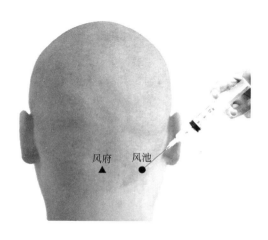

【操作】（1）水针法。常规消毒穴位皮肤，用5毫升注射器套4号小针

头，吸取鱼腥草和板蓝根注射液各2毫升，快速将针刺入穴位，待患者局部产生明显的得气针感后，若回抽无血，则缓慢注入1.5毫升（每穴量）。隔日1次。

（2）贴蒜片。常规消毒双侧穴位局部皮肤后，将新鲜大蒜去皮，切成厚约3毫米的薄片，先涂少许凡士林油后贴上蒜片，外用纱布覆盖，胶布固定，贴2～4小时后取下，每日1次。局部起泡者无须处理。

【来源】［1］尹红君.国医论坛，1989，3：封四.

［2］马成.中国针灸，1997，7：445.

◎ 治法（四）

【取穴】风门：在背部，当第2胸椎棘突下，旁开1.5寸。

快速取穴法：先确定第7颈椎，由此往下推两个椎骨，该椎棘突下旁开食中两横指处即是。

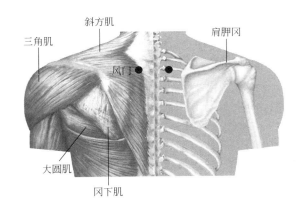

【穴性分析】太阳主表，本穴归于足太阳膀胱经，为外邪侵入机体的门户，具有祛风解表、疏散风热之功，主治发热恶寒，头痛、鼻塞多涕，咳嗽等。如《玉龙歌》：腠理不密咳嗽频，鼻流清涕气昏沉，须知喷嚏风门穴，咳嗽宜加艾火深。

【操作】患者取坐位，常规消毒穴位皮肤后，取28～32号1.5寸毫针，快速斜刺入穴位0.1寸，待有酸、麻、胀诸感觉时，可留针，并在毫针针柄上加艾条施灸，20分钟左右。每日1次，疗效满意。

【来源】李静.陕西中医，1985，4：173.

⊙ 治法（五）

【取穴】合谷：在手背，第1、2掌骨间，当第2掌骨桡侧的中点处。

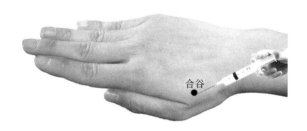

　　快速取穴法：（1）拇、食指张开，使虎口拉紧，另一手的拇指关节横纹压在虎口上，拇指关节向前弯曲压在对侧的拇、食指指蹼上，拇指尖所指处即是。

　　（2）拇、食指并拢，两指掌骨间有一肌肉隆起（骨间背侧肌），隆起肌肉之顶端即是。

【穴性分析】本穴为手阳明大肠经原穴，大肠经与肺经相表里，肺主皮毛，故本穴能调节肺气，具有疏散风寒、解表散邪之功，是治疗风寒表证的要穴，主治发热恶寒、头痛、咳嗽、无汗等。

【操作】（1）针刺法。常规消毒局部皮肤，用28～30号1寸毫针，快速直刺入穴位，进针0.3～0.5寸，采用吐纳补泻法。实证者，得气后让病人用嘴吸气，运气到胃部稍停留，慢慢将吸入的空气用鼻子呼出，医者在病人用嘴吸气时就按顺时针方向运针，用鼻子呼气时就按逆时针方向运针，每次运针6次。虚证者，得气后嘱病人自然呼吸，医者按顺时针方向运针9次，每回运针3次时让病人深吸一口气，随即深呼出。隔10分钟运针1次，30分钟后拔针。每天1次，3次为一个疗程。

　　（2）水针法。患者取正坐位或卧位，常规消毒局部皮肤，用2毫升注射器抽取安乃近0.2～0.5毫升，快速将针头刺入穴位，提插使患者产生麻木酸胀等得气感时，若回抽无血，则缓缓推注入药物。穴注用药量不宜过大，注射后患者若有麻木、疼痛感，让其卧床休息5分钟后即可消失。一般1～2次可治愈。

【来源】［1］刘国去.上海针灸杂志，1998，3：26.

　　　　［2］昌邑县大岭公社范家丘大队卫生室.赤脚医生杂志，1971，6：15.

第二节　空调病

　　长时间在空调环境下工作学习的人，因空气不流通，环境得不到改善，会出现鼻塞、头昏、打喷嚏、耳鸣、乏力、记忆力减退等症状，以及一些皮肤过敏的症状，如皮肤发紧发干、易过敏、皮肤变差等。这类现象在现代医学上称之为"空调综合征"或"空调病"。

◉ 治法

　　【取穴】肺俞：当第3胸椎棘突下，后正中线旁开1.5寸。

　　【穴性分析】本穴为肺的背俞穴，是肺脏经气输注于背部之处，近肺脏，可调节肺气，肺主皮毛，具有宣肺、补益肺气、缓解皮肤过敏之功，主治鼻塞、皮肤干燥易过敏等。

　　【操作】患者取俯卧位，在背部涂以刮痧介质，选择大小适宜的火罐，沿膀胱经两侧连续走罐3～5分钟，再将罐拔于肺俞穴位上，留罐5～10分钟。每日或隔日一次。

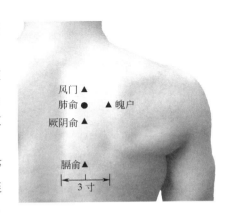

风门▲
肺俞● ▲魄户
厥阴俞▲
膈俞▲
3寸

第三节　中暑

　　中暑是夏季在烈日或高温环境下劳动，骤然起病，以高热汗出或无汗、心慌、头晕、烦渴甚则神昏、抽搐等为主症。轻者仅出现头晕头痛，胸闷恶心，心烦，口渴。严重者可出现高热汗出，或壮热无汗，烦躁，甚则猝然昏倒，神志不清，手足抽搐。

◉ 治法（一）

　　【取穴】大椎：在第7颈椎棘突下凹陷处。

　　【穴性分析】本穴归于督脉，为手足三阳、督脉之会，能散阳邪，解里热，具有清热泻火、解毒祛暑之功。主治热病、中暑等。

【操作】患者俯卧或端坐低头，常规消毒，用1.5寸针向上斜刺约1寸深，待局部有明显针感后，施以捻转泻法，持续行针1～2分钟，使针感向周围及四肢扩散，留针20～30分钟，每隔10分钟行1次，出针时摇大针孔。若出血用消毒干棉球拭净。每日1～2次，一般2次即可痊愈。

◉ 治法（二）

【取穴】合谷：在手背，第1、2掌骨间，当第2掌骨桡侧的中点处取穴。

【穴性分析】本穴归于手阳明大肠经，为大肠经原穴，大肠经与肺经相表里，故本穴能调节肺气，具有清泻邪热，恢复气机之功，主治暑病、热病等。

【操作】患者微握拳，常规消毒，用1.5寸毫针，沿第2掌骨侧向掌心刺入1寸左右，捻转手法强刺激，待局部有明显酸胀感后，再行提插手法，持续操作2～3分钟，留针20分钟，每隔5分钟运针1次。每日可针2～3次，一般3～5次即愈。

◉ 治法（三）

【取穴】中冲：在手中指末节尖端的中央。

快速取穴法：仰掌，于中指尖的中点，距指甲游离缘约0.1寸处取穴。

【穴性分析】本穴为手厥阴心包经井木穴，心包是心脏的外卫，代心受邪，故具有清心泻热、开窍醒脑之功，主治中暑、热病等。

【操作】患者仰卧位，常规消毒双侧穴位皮肤后，医者右手持着细三棱针，拇、食两指捏住针柄，中指指腹紧靠针身下端，针尖露出1～2分，对准穴位快速刺入1～2分，随即将针迅速退出，双手用力挤出少许血液，用干棉球擦净即可。

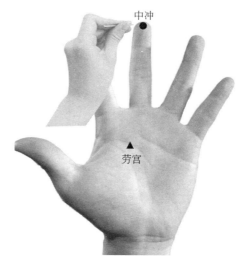

【来源】吕景山，等.单穴治病选萃.北京：人民卫生出版社.1993，223.

◉ 治法（四）

【取穴】委中：在腘横纹中点，当股二头肌肌腱与半腱肌肌腱的中间。

快速取穴法：俯卧，微屈膝，腘窝横纹正中央，两筋之间即是。

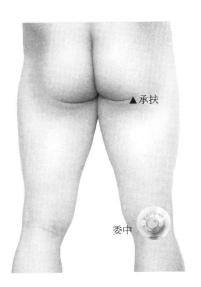

▲承扶

委中

【穴性分析】本穴归于足太阳膀胱经，为膀胱经合穴，针刺本穴可以疏通胃、胆、肝、肾等经和督脉，调整各脏腑间的阴阳平衡，具有舒筋通络、散瘀活血、清热解毒的作用，主治中暑等。

【操作】患者取俯卧位，其腿尽量挺直，先用手指沾些生理盐水，轻轻拍击穴周数次，让紫脉浮络充分暴露，然后严格消毒皮肤，医者用左手拇、食二指指端固定穴位，右手拇、食二指紧捏三棱针，对准委中穴，在0.3～0.4厘米的直径范围快速点刺，令其出血5～10毫升，一般以流出血液的颜色从浓紫色转成红色为度。

【来源】周雪贞.四川中医，1995，1：50-51.

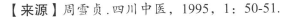

第四节 支气管炎

支气管炎是指气管、支气管黏膜及其周围组织的慢性非特异性炎症。临床上以长期咳嗽、咳痰或伴有喘息及反复发作为特征。临床出现连续两年以上，每次持续3个月以上的咳嗽、咳痰或气喘等症状，称为慢性支气管炎，早期症状轻微，多在冬季发作，春暖后缓解；晚期炎症加重，症状长年存在，不分季节。

◎ 治法（一）

【取穴】大椎：在第7颈椎棘突下凹陷处。

【穴性分析】本穴为经验用穴，具有振奋阳气、补虚培元和良好的平喘作用，主治支气管炎、外感久咳等。

【操作】患者俯卧或端坐低头，常规消毒，用1.5寸针向上斜刺约1寸深，待局部有明显针感后，施以捻转泻法，持续行针1～2分钟，留针30分钟，中间行针1次，每天1次。此法用于因急性上呼吸道感染、急性气管－支气管炎、肺炎等呼吸系统急性感染后引起，临床上表现为咳嗽迁延不止，干咳，少痰或痰多，咽痒等。

【来源】施曼华.针刺治疗外感久咳疗效观察［J］.上海针灸杂志，2009,28（10）：595.

◉ 治法（二）

【取穴】天突：在颈前区，胸骨上窝中央，前正中线上。

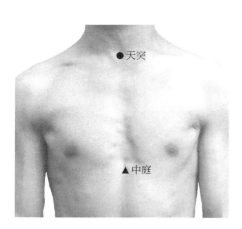
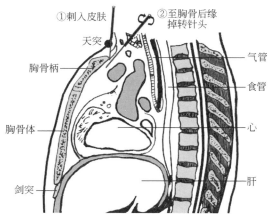

【穴性分析】本穴归于任脉，位于上胸部，具有宣肺理气、止咳平喘、泻热排脓之功，主治咳嗽、哮喘、咯唾脓血等。

【操作】患者坐位仰头，常规消毒，用押手将气管向后推移，用1.5寸毫针沿胸骨柄后缘缓慢刺入，然后行刮法或捻转法，不可提插，以患者局部有针感为度，留针20～30分钟，每隔10分钟行针1次，隔日一次。

【来源】宗蕾.针刺天突穴治疗咳嗽22例［J］.上海针灸杂志，2006，2：26.

◉ 治法（三）

【取穴】鱼际：在手外侧，第一掌骨桡侧中点赤白肉际处。

【穴性分析】本穴归于手太阴肺经，为肺经荥穴，既可宣肺肃痰，又能清解郁热，为消炎镇咳之良穴，主治支气管炎等。

【操作】患者取坐位，常规消毒，用1.5寸毫针直刺鱼际穴约1寸，行捻转法，患者局部酸胀感强烈后停止行针，行针时嘱患者深吸气，留针30分钟，每15分钟行针1次。

【来源】邵霞萍.鱼际穴针刺和大椎拔罐治疗咳嗽100例［J］.上海针灸杂志，2006，25（9）：34.

◎ 治法（四）

【取穴】肺俞：当第3胸椎棘突下，后正中线旁开1.5寸。

【穴性分析】本穴归于足太阳膀胱经，为肺的背俞穴，是肺之经气输注于背部之处，可调节肺气，具有宣肺平喘、化痰止咳、补益肺气之功，主治咳嗽、支气管炎等。

【操作】（1）常规消毒后，用梅花针重叩两侧肺俞穴，使针眼略有血液渗出或用三棱针点刺出血，然后在穴位上加拔火罐5～10分钟，起罐后用消毒干棉球擦净血液。

（2）常规消毒后，用1.5寸毫针向脊柱方向斜刺，不宜过深，进针后用捻转手法，以患者局部有酸胀感为度，留针20分钟，每5分钟行针1次。此法用于慢性支气管炎。

【来源】［1］魏单.肺俞穴刺血拔罐法治疗咳嗽72例疗效分析［J］.北京中医，2003，22（4）：45.

［2］王改花.针刺1穴治咳嗽［J］.农村医药报，2007，12（25）：1.

◎ 治法（五）

【取穴】膻中：在胸部，当前正中线上，平第4肋间，两乳头连线的中点。

【穴性分析】本穴归于任脉，位居胸部，为八会穴之一，气之会，宗气之所聚，是理气要穴，具有宽胸理气、通阳化浊、宣肺化痰、止咳平喘之功，主治咳嗽、气喘、支气管炎等。

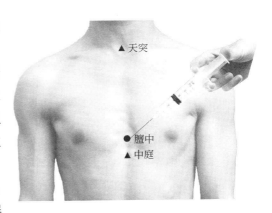

【操作】（1）水针法。患者仰卧位，常规消毒穴位皮肤后，用5毫升注射器套上5～7号针头，抽取丙酸睾酮12.5毫克，将注射针头快速斜刺入穴位，得气后若抽无回血，则缓慢注入药液。每周1次，10次为一个疗程，冬季及夏季各治疗一个疗程，共两个疗程，本法尤适用于阳虚型病者。

（2）药敷法。以杏仁、桃仁、栀子为基本方，久咳加白矾，寒咳加半夏、附子少许，肺部啰音久不消失者加白芥子，把基本方药研成粉末后装瓶备用，其他药分别研成细末亦装瓶备用。施治时，每次取基本方的药粉20克和对症须加的药粉少许，用鸡蛋清调成糊状，用纱布包着药糊（以免药物散落）放在穴位上，外用胶布固定，24小时换1次。

【来源】［1］卫志华.中国针灸，1983，6：6.

［2］谢振森，等.内蒙古中医药，1995，3：37.

◎ 治法（六）

【取穴】夹脊：在背腰部，当第1胸椎至第5腰椎棘突下两侧，后正中线旁开0.5寸，每一侧17穴。

快速取穴法：项后上背部脊柱最上方突起的椎骨，其向下推1个椎骨为第1胸椎，而骨盆最宽点（髂结节）的连线与脊椎正中线相交处为第5腰椎，从第1胸椎依次至第5腰椎棘突下旁开0.5寸处即是。

【穴性分析】上背部夹脊穴近于肺，具有宽胸理气、通阳化浊、宣肺化痰、止咳平喘之功，主治咳嗽、气喘、支气管炎等。

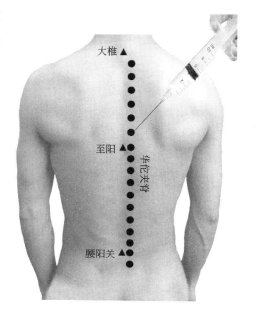

大椎 ▲

至阳 ▲ 华佗夹脊

腰阳关 ▲

【操作】采用冬病夏治的方法，患者取坐位或俯卧位，严格消毒穴位皮肤后，用5毫升注射器套上5～7号针头，抽取维生素B_1注射液100毫克、胎盘注射液2毫升，按常规对准胸部的华佗夹脊穴（从上至下）施行穴位注射。隔日1次，10次为一个疗程，每年在夏季治疗一个疗程。

【来源】王书荣.江苏中医，1997，11：30.

第五节　哮　喘

哮喘是以发作性喉间哮鸣、呼吸困难甚则喘息不能平卧为特点的过敏性疾病。哮为喉中哮鸣，喘为呼吸困难。二者在临床上常同时并发。临床上，急慢性支气管炎、肺气肿、肺心病、心力衰竭等疾病均可出现哮喘，支气管哮喘更是以哮喘为主要症状。哮喘是一种反复发作性疾患，较难治愈。属中医学"哮病"范畴。

◎ 治法（一）

【取穴】清喘：位于廉泉穴与天突穴之间，环状软骨正中下方凹陷，以手指触之有抵触感。

【穴性分析】本穴为经外奇穴，有降逆平喘、化痰止哮之功，是治疗哮喘的要穴。

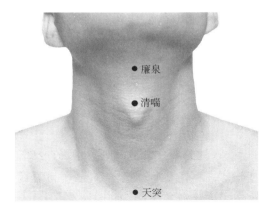

【操作】患者取仰头位，用75%酒精（或碘伏）常规消毒针刺穴位，医生以右手持针于清喘穴垂直进针0.2厘米，震颤5秒钟，患者可即刻止喘，若5秒钟时未达到止喘，可将针提至皮下，先向左斜刺0.5厘米，提插3次，再将针提至皮下，向右斜刺0.5厘米，提插3次，将针提至皮下向下斜刺0.3厘米，手法以震颤为主。同时嘱病人全身放松深吸气，深呼气，患者在0.7 ~ 1分钟内可达到即刻止喘。

【来源】梅河口市中医院.针刺清喘穴治疗哮喘技术.国家科技成果数据库，2011.

◎ 治法（二）

【取穴】定喘：在脊柱区，横平第7颈椎棘突下，后正中线旁开0.5寸。

【穴性分析】本穴为经外奇穴，居肺之上，可调节肺气，具有宣肺理气、止咳平喘之功，主治哮喘、咳嗽等。

【操作】患者取俯卧位，或端坐低头，抽取654-2注射液3毫克用生理盐水稀释至1毫升，常规消毒后在定喘穴缓慢进针，局部有针感后注射，每日1次，两侧交替进行。

【来源】梁万增.654-2定喘穴注射治疗支气管哮喘急性发作32例［J］.河北中医，2004，26（11）：860.

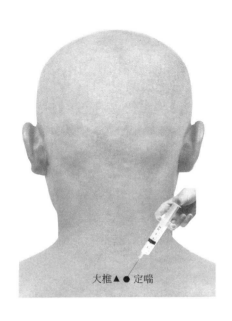

大椎▲ ● 定喘

◎ 治法（三）

【取穴】孔最：在前臂前区，腕掌侧远端横纹上7寸，尺泽与太渊连线上。

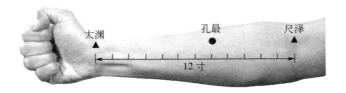

【穴性分析】本穴为手太阴肺经郄穴，可温阳利气，主治胸部疾病，尤以治疗咳嗽、气喘见长，配合温针灸可温经通络、祛风逐寒、行气活血、化痰平喘，可用于发作期及缓解期的哮喘。

【操作】常规消毒后，用毫针直刺1.5寸左右，行捻转提插，患者有强烈酸麻重胀感即可出针。再用拇指大小艾炷隔姜灸双侧孔最穴3～5壮，以局部皮肤有温热感为度。每日一次，10次为1个疗程。

【来源】王晓贤.针刺孔最穴治疗支气管哮喘［J］.中国针灸，2009，4（29）：326.

◎ 治法（四）

【取穴】涌泉：在足底部，蜷足时足前部凹陷处，约当足底2、3趾趾缝纹头端与足跟连线的前1/3与后2/3的交点上。

　　快速取穴法：仰卧，五趾跖屈，再屈足掌，于足跖心前部正中凹陷处即是。

【穴性分析】肺主呼吸，肾主纳气，本穴位于足少阴肾经，借辛散药物可助行气血，化痰散结，使上下之气顺接，可治哮喘。

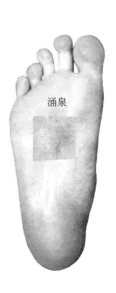

【操作】取百部30克，杏仁、栀子各10克，白胡椒、白芥子各3克，以上药物共研成细末后，以鸡蛋清调成糊状，分成5等份，分别在双侧涌泉穴及足背涌泉穴相对应的位置、膻中穴贴敷，外用纱布或胶布固定，12小时后去药，隔12小时可作第2次敷药。敷药后若局部出现疱疹者，需停止用药，1周后继续用药。

【来源】马志芹，等.河北中医，1996，1：34.

⊙ 治法（五）

【**取穴**】肺俞：在背部，当第3胸椎棘突下，旁开1.5寸。

快速取穴法：先确定第7颈椎，由该椎往下推三个椎骨即为第3胸椎，此椎棘突下旁开食中两横指处即是。

【**穴性分析**】本穴为肺的背俞穴，是肺之经气输注于背部之处，可调节肺气，具有宣肺平喘、化痰止咳、补益肺气之功，主治咳嗽、哮喘、胸满等肺系疾病。

【**操作**】（1）水针法。双侧穴位皮肤常规消毒后，用5毫升无菌注射器套上5～7号注射针头，抽取适当药液，快速将针头刺入穴位皮下，缓慢向脊柱方向斜刺，提插针头探得酸、麻、胀等得气感应后，回抽一下如无回血，即可将药物缓慢注入，每穴各1/2药液，每日1次。

（2）刺络拔罐法。患者扶椅背倒坐，充分暴露其背部，常规消毒局部皮肤后，用梅花针重力叩打穴区至皮肤轻微出血，或细三棱针快速点刺出血，然后立即用大号玻璃火罐拔之，留罐5～10分钟，出血量5～10毫升，起罐后擦净瘀血即可。每周2次，5～10次为一个疗程。

【**来源**】［1］刘敏.中国针灸，1997，1：19-20.

　　　　［2］王华.针灸临床杂志，1995，11-12：53-54.

　　　　［3］曹公权.江西中医药，1996，6：48.

　　　　［4］王建新.实用中西医结合杂志，1990，4：238.

　　　　［5］吴淑珍.陕西中医，1997，5：222.

⊙ 治法（六）

【**取穴**】扶突：在颈外侧部，结喉旁，当胸锁乳突肌的前、后缘之间。

快速取穴法：喉结最高点向外旁开四横指（即同身寸3寸）处即是。

【**穴性分析**】本穴归于手阳明大肠经，肺与大肠相表里，通过本穴可调肺气，以达宣肺化痰、止咳平喘之功，主治咳嗽、气喘等。

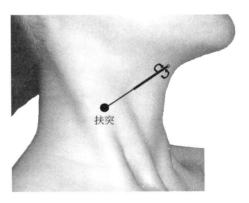

扶突

【**操作**】患者取正坐位或仰卧位，其颈部转向对侧约45度角，头部同时向后仰约30度角，常规消毒局部皮肤后，医者用28～30号1寸长不锈钢毫针，针尖稍偏向后下方快速刺入穴位，深度为0.5~0.7寸许，得气后留针20分钟。

　　【来源】蒋动光.中医杂志，1985，2：53.

⊙ 治法（七）

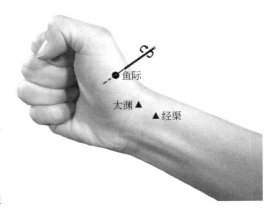

　　【取穴】鱼际：在手拇指本节（第1掌指关节）后凹陷处，约当第1掌骨中点桡侧，赤白肉际处。

　　快速取穴法：屈肘仰掌，微握拳，腕关节稍向下屈曲，在第一掌骨中点之掌侧赤白肉际（即手掌面与背面交界处）处即是。

　　【穴性分析】本穴为手太阴肺经荥火穴，能平喘利咽、清肺凉血、健脾消食等，是治疗哮喘的经验用穴。

　　【操作】（1）针刺法。患者取坐位或仰卧位，常规消毒局部皮肤，用28~32号1寸毫针，针尖向掌心快速斜刺入穴位，进针约0.5寸，在出现酸、麻、胀等针感后，留针20~30分钟，期间每隔5分钟行针1次，每次仅针刺1侧穴位，左右交替使用。每日1次或每次发作时针刺1次，10次为一个疗程。

　　（2）埋线法。患者取坐位或卧位，严格消毒穴位皮肤后，将1厘米长羊肠线装入腰穿针孔管内，快速将针身刺入穴位内，待局部有酸、麻、胀感时，缓慢将羊肠线送入穴内，取针后用消毒干棉球在针孔处轻揉片刻即可，不必覆盖纱垫。每2周1次。

　　【来源】［1］刘泽光.中国针灸，1985，1：4-5.

　　［2］吕景山，等.单穴治病选萃.北京：人民卫生出版社，1993.

⊙ 治法（八）

　　【取穴】内关：在前臂内侧，当曲泽与大陵的连线上，腕横纹上2寸，掌长肌腱与桡侧腕屈肌腱之间。

　　快速取穴法：伸臂仰掌，微屈腕关节，从掌后第一横纹正中直上2横指，当掌长肌腱与桡侧腕屈肌腱之间即是。

　　【穴性分析】本穴为八脉交会穴之一，通于阴维，阴维与冲脉合于心、胸、胃，故有宽胸理气、降利气机之功，故可治哮喘。

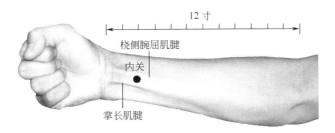

【操作】患者取仰卧位，嘱其略抬高头部，常规消毒穴位局部皮肤后，用毫针快速刺入双侧穴位（针刺规律是男先左，女先右），两侧分别采用补泻手法，虚证者先补后泻，实证先泻后补，同时要细心询问患者的针刺反应（补侧以针刺部有酸麻感，且如触电样反应传到肩胛部后骤然消失为度，即速退针；泻侧则以针刺部位产生胀痛感，渐达至肩胛部为适度），留针3分钟，再将针左右捻转各7次，然后上下提捣各7次，再留针。3～5分钟后如果症状消失或显著减轻，则可出针，否则再按以上手法，反复进行捻转和提捣。但遇病灶较深的患者，或有神经质的患者，抑或呼吸衰竭的患者时，反复进行捻转提捣6次时，仍未能达到其治疗目的，也应退针为宜，隔日再行治疗。

【来源】吕景山，等.单穴治疗选萃.北京：人民卫生出版社，1993.

⊙ 治法（九）

【取穴】丰隆：在小腿前外侧，当外踝尖上8寸，条口外，距胫骨前缘二横指（中指）。

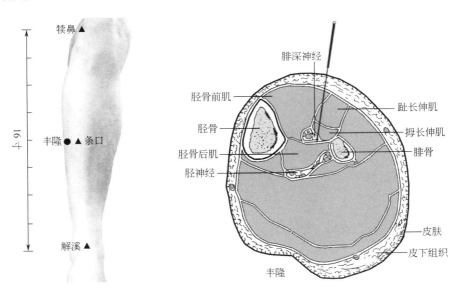

快速取穴法：正坐屈膝，外膝眼（犊鼻）穴与外踝前缘平外踝尖处连线的中点，距胫骨前脊约二横指处即是。

【穴性分析】本穴归于足阳明胃经，脾胃主运化水湿，故有健脾益气、祛湿化痰、止咳宣肺平喘之功，为祛痰要穴，主治咳嗽、哮喘等。如《肘后歌》：哮喘发来寝不得，丰隆刺入三分深。

【操作】患者取坐位，局部皮肤常规消毒（以丰隆为主穴，酌配内关），用28～30号1.5寸毫针，快速直刺入双侧穴位，进针深1寸左右，施行平补平泻手法，得气后留针20～30分钟，隔10分钟行针1次。每日1次。

【来源】刘国真.针灸临床杂志，1998，5：11.

第六节　高血压病

高血压病是指在静息状态下动脉收缩压和舒张压增高（≥140/90mmHg），常伴有脂肪和糖代谢紊乱以及心、脑、肾和视网膜等器官功能性或器质性改变，以器官重塑为特征的全身性疾病。休息5分钟以上，2次以上非同日测得的血压≥140/90mmHg可以诊断为高血压。

⊙ 治法（一）

【取穴】人迎：在颈部，横平喉结，胸锁乳突肌前缘，颈总动脉搏动处。

【穴性分析】本穴为足阳明、少阳之会。《灵枢·海论》云："膻中者，为气之海，其输上在于柱骨之上下，前在于人迎"可见人迎穴是"气海"之门户，具有调和营卫之气、使血脉通利、正常运行的功能。故针刺人迎穴可使血压下降，达到阴平阳秘、气血调和、血压稳定的效果。

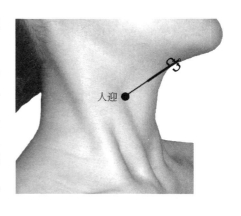

人迎

【操作】针刺人迎，直刺8～20毫米，见针体随动脉搏动而摆动，小幅度（180°）高频率（120～160次/分钟）捻转手法行针1分钟，再行针半分钟，留针30分钟。

【来源】傅立新，赵然.针刺人迎穴对53例高血压病患者的即时降压效应

［J］.中国针灸，2011，31（05）：466.

◎ 治法（二）

【取穴】降压穴：内踝下2寸。

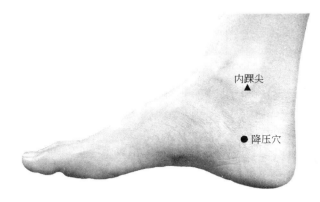

【穴性分析】本穴为治疗高血压的经验奇穴。

【操作】双侧同时取穴。常规消毒后，采用2寸毫针，直刺1寸左右，用提插手法，要求刺激到足底内侧神经，使足掌侧出现触电式针感，每日1次。

【来源】王文远.平衡针灸治疗高血压的临床研究［J］.针灸临床杂志，2006，22（1）：9-10.

◎ 治法（三）

【取穴】太冲：在足背部，当第一二跖骨间隙的后方凹陷处。

【穴性分析】本穴归于足厥阴肝经，为肝经原穴，是肝经原气经过和留止的部位，能调节脏腑气血，贯通三焦气机，疏理肝气，为治疗高血压的经验穴。

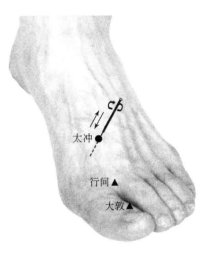

【操作】针刺时患者取坐位，两手自然放在腿上，身体轻靠椅背，头微前倾;或平卧位。碘伏消毒后快速进针，向涌泉穴方向斜刺（与皮肤成45度角）0.5～0.8寸后行中强刺激。手法以泻法为主，施捻转加震颤手法，激发感传向近心端放散，得气后留针20分钟，每5～10分钟捻针1次。

【来源】王侠，吴焕林，李晓庆.针刺太冲穴对65例肝阳上亢型高血压病患者的即时降压效应［J］.中医杂志，2008，7：622-623.

◎ 治法（四）

【取穴】大椎：在后正中线上，第7颈椎棘突下凹陷中。

快速取穴法：坐位低头，可见项后上背部脊柱最上方的最高隆起，且能随颈部左右摆动而转动者即是第7颈椎，其下缘凹陷处即是。

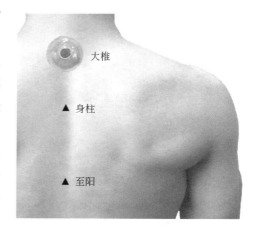

【穴性分析】督脉为阳脉之海，本穴归于督脉，是督脉与诸阳经之会，能振奋一身阳气，鼓动、调节全身之气血，能够平肝泻火，可治疗因肝阳偏亢，气血上冲，上犯巅顶，扰乱清窍，引起的高血压。

【操作】（1）针罐法。常规消毒局部皮肤后，选用28～30号2寸毫针，快速直刺入穴位1～1.5寸深，不捻转或提插，当患者产生下窜感觉时，在针柄上捏放一酒精棉球并点燃之，待火燃旺盛时即叩上火罐，留罐约20分钟。隔日1次，10次为一个疗程，间隔7天再行第2个疗程，以3个疗程为限。使用本法治疗原发性高血压，有即时降压的作用，消除或减轻症状的效果良好，其有效率男性高于女性，青壮年高于老年，体力劳动者高于脑力劳动者，患病时间短者高于患病时间长者。

（2）刺络拔罐法。患者坐位，常规消毒穴区皮肤，先用三棱针在大椎穴上横划1厘米长的痕迹，以划破皮肤并有少量血液渗出为度，然后用闪火法速拔火罐于穴位上，留罐5～15分钟，起罐后用消毒干棉球擦净血液，再敷盖消毒棉球或纱布，用胶布固定，以防感染。每周1次（每次治疗时应在原处稍上或下处操作），5次为一个疗程，一般1次即有明显疗效，3次血压即可稳定，5次无效者则改用他法。

【来源】吕景山，等.单穴治病选萃.北京：人民卫生出版社，1993.

◎ 治法（五）

【取穴】曲池：在肘横纹外侧端，屈肘，当尺泽穴与肱骨外上髁连线的中点。

快速取穴法：（1）仰掌屈肘成45度角，肘关节桡侧，肘横纹头处即是。

（2）仰掌，微屈肘，尺泽穴与肘关节桡侧的高骨（肱骨外上髁）的中点即是。

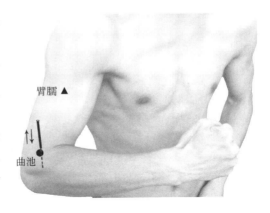

【穴性分析】本穴属于阳明大肠经，为手阳明大肠经的合穴，阳明多气血，此穴多气、多血，针刺本穴可平肝息风、活血化瘀，有效降低血压。

【操作】（1）针刺法。患者取坐位或仰卧位，常规消毒双侧穴位后，用28～30号2寸毫针，快速直刺入1.5寸左右，给予中强度刺激，得气后运用提插和轻度捻转手法，使酸胀感逐步加重，若向上、下放射则更佳，使患者症状明显减轻至消失，留针15～20分钟。

（2）旋磁法。患者取坐位，采用旋转式磁疗器，在1只小电机上安装直径3厘米圆盘1个，两端固定重量相等的铝镍汞磁铁，磁强400～600高斯，2个圆盘固定于患者双侧穴位。负载后每分钟转速为1700转。

【来源】［1］吕景山，等.单穴治病选萃.北京：人民卫生出版社，1993.

［2］孙好明.陕西新医药，1978，3：68.

◎ 治法（六）

【取穴】耳尖：在耳郭的上方，当折耳向前，耳郭上方的尖端处。

快速取穴法：将耳郭向耳屏对折，其上端最高点即是。

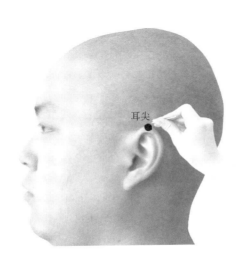

【穴性分析】本穴位于耳郭尖端处，与全身经络关系密切。具有清热解毒、消坚散结、平肝潜阳等作用。《灵枢·邪气脏腑病形》云："十二经脉，三百六十五络，其血气皆上于面而走空窍，其精阳气上走于目而为睛，其别气走于耳而为听。"故耳尖放血治疗可起到清脑明目、镇静降压等作用。

【操作】患者取坐位，双侧穴位常

规消毒后，用细三棱针或6号注射针头，快速点刺入穴位0.1～0.2寸，然后迅速退出针器，每侧穴位放血8～10滴，若出血不畅者可用双手轻挤片刻，完毕后再用稀释碘酒常规消毒针孔，15分钟后复查血压。

【来源】陈景銮，等.福建中医药，1996，2：47.

◎ 治法（七）

【取穴】劳宫：在手掌心，当第2、3掌骨之间，偏于第3掌骨，握拳屈指时中指尖处。

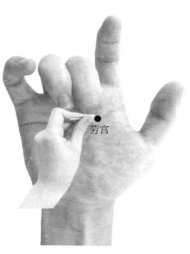

快速取穴法：半握拳，食、中、无名及小指轻压掌心，以中指、无名指端切压在掌心横纹上，则此两指之间即是。

【穴性分析】劳宫穴属手厥阴心包经之荥穴。本经多血少气，相火内属。有息风降火、通畅经络之用，可治疗邪气内犯，气血受阻，相火上冲引起的血压升高。

【操作】患者取坐位，常规消毒双侧穴位皮肤，用28～30号1寸毫针，快速直刺入劳宫穴，深度以直达掌背真皮而针刺受阻时为止，轻微向前捻转毫针，得气后留针15～20分钟，期间行针2～3次。每日1次。

【来源】朱成康.浙江中医杂志，1994，7：309.

◎ 治法（八）

【取穴】内关：在前臂内侧，当曲泽与大陵的连线上，腕横纹上2寸，掌长肌腱与桡侧腕屈肌腱之间。

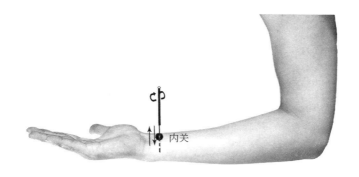
内关

快速取穴法：伸臂仰掌，微屈腕关节，从掌后第一横纹正中直上2横指，当掌长肌腱与桡侧腕屈肌腱之间即是。

【穴性分析】本穴归手厥阴心包经，为心包经的络穴，同时又是八脉交会穴，心包经与三焦、阴维脉相通，具有宁神活血通络之功。故本穴可调节气血三焦，疏理肝气，为治疗高血压的常用要穴。

【操作】患者取仰卧位或正坐位，常规消毒穴位局部皮肤，用28～30号1.5寸毫针，针尖略向上快速斜刺进针，施行捻转手法（捻转角度180°，频率120次/分），得气后持续行针2分钟，使针感沿着上臂方向传导，留针30分钟，期间可给断续波脉冲电流进行治疗。每日1次。

【来源】吕景山，等.单穴治疗选萃.北京：人民卫生出版社，1993.

◉ 治法（九）

【取穴】足三里：在小腿前外侧，当犊鼻穴下三寸，距胫骨前缘一横指（中指）。

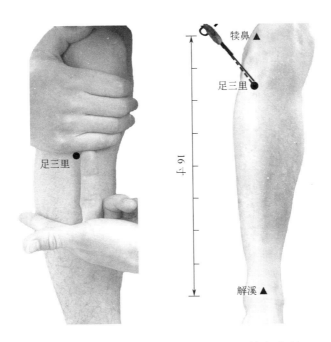

快速取穴法：（1）正坐屈膝成直角，由外膝眼（犊鼻）往下四横指，距胫骨约一横指（中指）处即是。

（2）站位，用同侧手张开，虎口围住髌骨上外缘，四指直指向下，中指尖的所指处即是。

（3）正坐屈膝，以本人之手按在膝盖上，食指抚着膝下胫骨，当中指尖着处即是。

（4）正坐屈膝，用手从膝盖正中往下摸取胫骨粗隆，在胫骨粗隆外下缘直下1寸处即是。

【穴性分析】本穴是足阳明胃经的合穴。"针中脉则浊气出者，取之阳明合也"，可帮助清理体内瘀滞的秽浊之气，避免浊气壅积，上扰清窍致人昏蒙。另外，本穴还有导气下行的作用，正如《圣惠方》言"凡人三十岁以上，若不灸三里，令气上眼暗，所以三里下气也"，针此穴使上逆之气归于平和，运行通畅，避免由于气逆导致血压的升高。

【操作】（1）温针灸法。患者平卧位，屈膝，常规消毒局部皮肤后，用28～30号2寸毫针，快速直刺入穴位，进针1～1.5寸，得气后在毫针针柄上套上硬纸板，再在针柄上放艾炷如杏核大，用火点燃，每次灸3～5壮。每日1次，10次为一个疗程，疗程间休息5天。

（2）针刺法。患者坐位或平卧位，双侧穴位皮肤常规消毒，用28～30号2寸毫针，快速直刺入穴位1.5寸左右，运针得气后，施中等强度的提插捻转手法，时间约5分钟，留针10～20分钟，隔5分钟行针1次。每日1次，疗效明显。

【来源】[1]唐仕勇.针灸临床杂志，1994，3：48-49.

[2]黄效增.山西中医，1999，2：38.

◎ 治法（十）

【取穴】丰隆：在小腿前外侧，当外踝尖上8寸，条口外，距胫骨前缘二横指（中指）。

快速取穴法：正坐屈膝，外膝眼（犊鼻）穴与外踝前缘平外踝尖处连线的中点，距胫骨前脊约二横指处即是。

【穴性分析】为足阳明胃经之络穴。络穴能够沟通表里两经，故有"一络通两经"之说。可祛风除湿化痰，通经活络。元代的《针经摘英集》提到丰隆穴治疗"风痰头痛"，《针方六集》《循经考穴编》《玉龙赋》《针灸聚英》等医籍均提及丰隆穴可

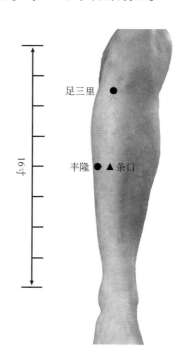

足三里

丰隆 ● ▲ 条口

16寸

以治疗由痰湿壅盛引起的眩晕头痛。故适用于高血压病之痰湿壅盛者。

【操作】患者取坐位或仰卧位，常规消毒双侧穴位皮肤（以丰隆为主穴，配曲池穴），用28～30号2寸毫针，快速直刺入1.5寸左右，运针得气后，施行提插捻转手法之泻法，留针40分钟，隔10分钟行针1次。隔日1次，10次为一个疗程。

【来源】吴琛.中国针灸，1998，7：433.

第七节　冠心病（心绞痛）

　　心绞痛，是冠状动脉供血不足，心肌急剧、暂时缺血与缺氧所引起的临床综合征。其特点为阵发性的前胸压榨性疼痛，可伴有其他症状，疼痛主要位于胸骨后部，可放射至心前区与左上肢，常发生于劳动或情绪激动时，持续数分钟，休息或用硝酸酯制剂后消失。本病多见于男性，多数病人在40岁以上，劳累、情绪激动、饱食、受寒、阴雨天气、急性循环衰竭等为常见的诱因。

◉ **治法（一）**

【取穴】内关：在前臂前区，腕掌侧远端横纹上2寸，掌长肌腱与桡侧腕屈肌腱之间。

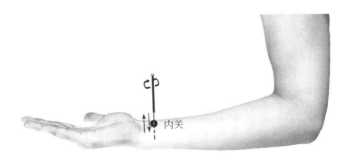

内关

【穴性分析】本穴归手厥阴心包经，心包为心之外卫，神明出入之窍，故有清心除烦、宁心安神、豁痰开窍之功，是心系病证的治疗要穴。

【操作】患者取卧位，常规消毒后，用1.5寸毫针直刺1寸左右，待局部有酸麻感，向手掌方向放射后，行捻转手法，留针15分钟，每5分钟行针1次。

【来源】刘光亭.巨刺内关穴对冠心病病人左心功能的影响［J］.中西医结合心脑血管病杂志，2005，3（7）：594-595.

◉ 治法（二）

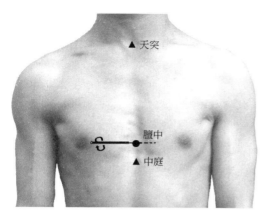

【取穴】膻中：在胸部，横平第4肋间隙，前正中线上。

【穴性分析】本穴位居胸部，为八会穴之一，气之会，宗气之所聚，是理气要穴，有宽胸理气、通阳化浊、宣肺化痰、止咳平喘、开郁散结之功，主治胸痹心痛、咳嗽、气喘、噎膈等。

【操作】患者取俯卧位，常规消毒后，取1.5寸毫针，针尖向左侧乳头方向平刺，沿皮下刺入0.5寸深，捻转手法使之得气，然后用刮柄法使针感传导扩散。留针20～40分钟，每10分钟行针1次。每日1次，10次为1个疗程。也可向鸠尾穴方向斜刺。

【来源】王光良.膻中穴治疗冠心病65例临床观察［J］.中国针灸，2003，12（7）：336.

◉ 治法（三）

【取穴】心俞：当第5胸椎棘突下，后正中线旁开1.5寸。

【穴性分析】本穴为心的背俞穴，是心气转输、输注之处，内通于心，具有养心安神、宁心定惊之功，主治心悸、失眠、健忘、癫痫、心烦、梦遗等。

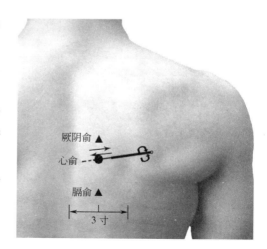

【操作】常规消毒后，用1.5寸毫针向脊柱方向斜刺，不宜过深，进针后用捻转手法，以患者局部有酸胀感为度，留针20分钟，每5分钟行针1次。

◉ 治法（四）

【取穴】丘墟：在踝区，外踝的前下方，趾长伸肌腱的外侧凹陷中。

【穴性分析】本穴为足少阳胆经原穴，肝经循行过胸与季肋，可有通阳泄浊，化瘀通脉之功，是心绞痛标本同治的经验用穴。

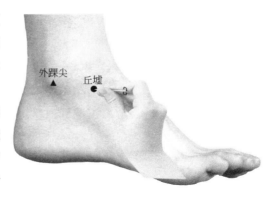

【操作】常规消毒后，用1.5寸毫针直刺丘墟穴1.5寸左右，待局部有酸麻感，行捻转泻手法，以针感向上传导为宜，留针20～30分钟，每10分钟行针1次。

【来源】刘丽来.针刺丘墟穴治疗冠心病心绞痛50例分析［J］.中医药学刊，2004，22（4）：721-722.

◉ 治法（五）

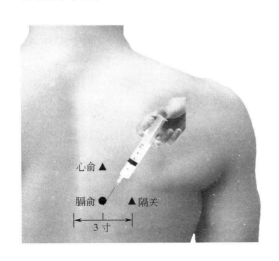

【取穴】膈俞：在背部，当第7胸椎棘突下，旁开1.5寸。

【穴性分析】本穴位于心俞、肝俞之间，近脾脏，为八会穴之一，血之会，是治疗血证的常用穴，心主血、脾生血统血、肝藏血，故本穴具有活血化瘀，通痹止痛之功，主治各种血虚证、出血证、血瘀证，是治疗胸痹的要穴。

【操作】患者取坐位或俯卧位，常规消毒穴位皮肤后，用5毫升注射器套上6号注射针头，抽取川芎嗪注射液4毫升，快速将针头斜刺入穴位，得气后沿脊柱方向再进针2～3厘米，回抽针管若无回血，则将药液缓慢注入。每天1次，连续治疗10天。

【来源】国伟.中国针灸，1996，6：3.

◉ 治法（六）

【取穴】至阳：在背部，当后正中线上，第7胸椎棘突下凹陷中。

快速取穴法：自然垂臂，平两肩胛骨下角的连线的脊椎为第7胸椎，其棘突下凹陷处即是。

【穴性分析】本穴归于督脉，近于肝俞、肝脏，可调节督脉经气、肝胆功能，有治疗胸痛彻背和攻心痛之功，且近膈俞，主治相近。

【操作】（1）指压法辅助诊断冠心病。当患者有胸痛时，医者手持五分硬币，将硬边缘适当用力按压于穴位，若疼痛缓解为阳性（即为冠心病心绞痛），疼痛不缓解为阴性（即为非冠心病胸痛）。

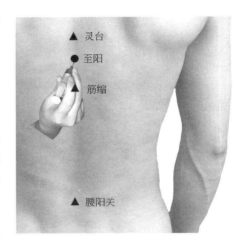

（2）埋藏法治疗冠心病。严格消毒穴位局部皮肤，按常规方法施行局麻后，经皮穿刺将MD（MD是采用直径0.23毫米细不锈钢丝，制成一段直径1毫米、长2厘米的螺旋，弹力适中，用1%新洁尔灭浸泡消毒，使用时用生理盐水冲洗干净装入24号空心针内）植入穴位皮下，埋藏后，患者自行背靠突出物顶压MD，每次顶压3～5分钟。每日3～4次，14天为一个疗程。

【来源】［1］王维庭，等.新中医，1988，8：17.

　　　　［2］王维庭，等.中西医结合杂志，1988，3：472-473.

◉ 治法（七）

【取穴】神门：在腕部，腕掌侧横纹尺侧端，尺侧腕屈肌腱的桡侧凹陷处。

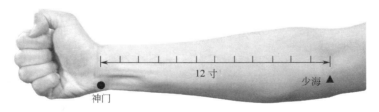

快速取穴法：仰掌，手掌小鱼际上角有一突起圆骨，其后缘向上可扪及一条大筋，这一大筋外侧缘（桡侧缘）与掌后腕横纹的交点即是。

【穴性分析】本穴为手少阴心经原穴，是心经原气留止之处，为养心安神要穴，具有养心安神、益智定惊、理气活血、祛瘀止痛的作用，主治惊悸、怔忡、恍惚、健忘失眠、痴呆悲哭、癫狂痫证、心痛、目黄胁痛等。

【操作】患者取坐位或仰卧位，常规消毒双侧穴位皮肤后，取28～30号1寸毫针，刺入穴位约0.5寸深，得气后留针20分钟左右，期间可施予提插捻转混合手法，行针3～4次，用中等强度刺激，每次行针30秒钟至1分钟左右。每日1次，效佳。

【来源】陈少宗，等.针灸临床杂志，1993，1：20-22.

第八节 心律失常

心律失常是指心率起源部位、心搏动频率与节律以及冲动传导等任何一个环节发生异常者。临床表现主要为患者自觉心悸心慌，心脏搏动多突然加强或突然停顿。严重者可发生心绞痛或晕厥。心电图检查可见程度不同的异常征象。心律失常可见于心脏多种器质性病变或单纯的功能障碍。临床上常见的有冲动起源失常的窦性心律失常和异位心律，以及冲动传导失常的心脏传导阻滞和预激综合征。

◎ 治法（一）

【取穴】内关：在前臂前区，腕掌侧远端横纹上2寸，掌长肌腱与桡侧腕屈肌腱之间。

【穴性分析】本穴归手厥阴心包经，心包为心之外卫，神明出入之窍，故有清心除烦、宁心安神、豁痰开窍之功，主治心悸、失眠、癫狂、痫证、郁证、眩晕、产后血晕等。

【操作】患者取卧位，常规消毒后，用1.5寸毫针直刺1寸左右，待局部有酸麻感，向手掌方向放射后，行捻转手法，对年老体弱者不宜强刺激，留针15分钟，每5分钟行针1次。

【来源】刘世伟，李红霞.针刺内关穴治疗窦性心律失常160例［J］.中国中医急症，2009，33（8）：408.

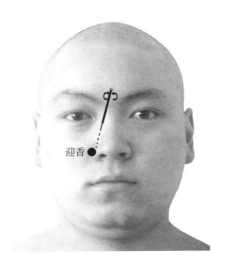

迎香

◎ 治法（二）

【取穴】迎香：在鼻翼外缘中点旁，当鼻唇沟中。

快速取穴法：在鼻唇沟里，平鼻翼外缘中

点处即是。

【穴性分析】本穴位于手阳明大肠经，本穴作用于迷走神经，可治疗阵发性心房纤颤、阵发性室上性心动过速、窦性心动过速等3种快速心律失常。

【操作】患者先静卧，双侧穴位皮肤常规消毒后，取28～30号2寸毫针，向外下沿鼻唇沟斜刺入1.5寸左右，快速提插、捻转数次，以后每隔2分钟行针1次，留针20～30分钟，如无效则改用药物治疗。

【来源】马玉琛，等.中国针灸，1996，5：21.

◎ 治法（三）

【取穴】间使：在前臂掌侧，当曲泽与大陵的连线上，腕横纹上3寸，掌长肌腱与桡侧腕屈肌腱之间。

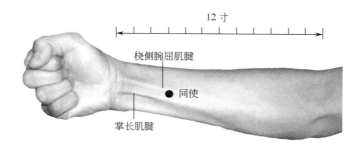

快速取穴法：仰掌，微屈腕关节，从掌后第一横纹上四横指，当两条大筋之间处即是。

【穴性分析】本穴归于手厥阴心包经，心包代心行令，为神明出入之窍，故有益心安神、宽胸理气、化痰开窍之功，主治心悸、心痛、癫、痫证、烦躁等。

【操作】患者取坐位或仰卧位，常规消毒局部皮肤后，用28～32号1.5寸毫针，快速垂直刺入穴位，进针深1寸左右，施行提插补泻之补法，待有酸、麻、胀等得气感后，给予中等刺激量，一般在5分钟之内即可获效。

【来源】陈玉茹.针灸学报，1991，3：36.

◎ 治法（四）

【取穴】膻中：在胸部，当前正中线上，平第4肋间，两乳头连线的中点。

【穴性分析】本穴为心包募穴，心包为心之外卫，心主神志，故有安神定惊、清心除烦之功，主治心悸、心烦等。

【操作】患者坐位或卧位，用75%酒精棉球常规消毒局部皮肤，取28～32

号1.5寸毫针，针尖向下快速斜刺入穴位，深1寸左右，施行平补平泻法，得气后留针30分钟，每隔2分钟依法捻转1次，一般10分钟左右心率可恢复正常。

【来源】朱国庆.四川中医，1985，2：32.

◎ 治法（五）

【取穴】神门：在腕部，腕掌侧横纹尺侧端，尺侧腕屈肌腱的桡侧凹陷处。

快速取穴法：仰掌，手掌小鱼际上角有一突起圆骨，其后缘向上可扪及一条大筋，这一大筋外侧缘（桡侧缘）与掌后腕横纹的交点即是。

【穴性分析】本穴为手少阴心经原穴，是心经原气留止之处，为养心安神要穴，具有养心安神、益智定惊的作用，主治惊悸、怔忡、恍惚、健忘失眠、痴呆悲哭、癫狂病证等。

【操作】患者仰卧位，常规消毒双侧穴位皮肤，用28～30号1寸毫针，快速直刺入0.3～0.5寸，给予中弱刺激量。室上性心动过速者，进针后2～5分钟，若心率由160～220次/分减慢为75～85次/分，即应停针；窦性心动过速者，进针2分钟后，心率可由120～140次/分减慢至100次/分，当其继续减慢到90次/分时，可留针10分钟，心率多逐渐恢复正常。

【来源】孙宝彩，等.山东中医杂志，1995，10：471.

◎ 治法（六）

【取穴】水沟：在面部，当人中沟的上1/3与下2/3的交点处。

【穴性分析】本穴归于督脉，为督脉和手足阳明经的交会穴，可调节神志，具有清热开窍、回阳救逆、苏厥安神之功，为急救要穴，可快速治疗心律失常。

【操作】医者站在患者的右侧，左手托扶以稳定患者后颈部，不让其头部摇动；嘱患者深吸气后屏气，术者用毫针针柄、钢笔尾端或手指尖端，稍用力点压穴位，刺激量以患者能忍受为度，一般持续操作5～10分钟即可见效。

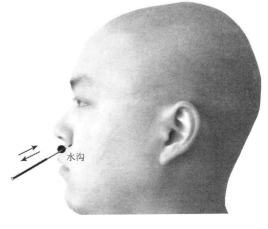

水沟

【来源】邹必俊.针灸临床杂志，1993，6：46.

第九节　高脂血症

高脂血症是胆固醇含量>5.2毫摩尔/升、甘油三酯的含量增高1.70毫摩尔/升，或是两者皆增高。高脂血症可分为原发性和继发性两类。原发性高脂血症与先天性和遗传有关，是由于基因缺陷导致脂蛋白代谢异常。继发性高脂血症多继发于糖尿病、高血压病、甲状腺功能低下、肥胖等疾病，或因烟酒、饮食不当、体力活动过少、精神紧张、口服避孕药等因素所致。本病属中医学"痰证""胸痹""眩晕"等范畴。

◎ 治法（一）

【取穴】丰隆：在小腿外侧，外踝尖上8寸，胫骨前肌的外缘。

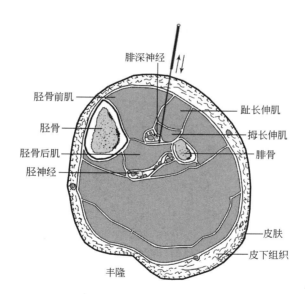

【穴性分析】本穴为足阳明胃经的络穴，阳明多气多血，脾胃主运化水湿，故有健脾益气、祛湿化痰、开窍安神之功，为祛痰要穴。高脂血症属中医"痰证"范畴，如《玉龙歌》：痰多宜向丰隆寻。

【操作】（1）患者取卧位，常规消毒后，用2寸毫针直刺丰隆穴1～1.5寸，行提插手法，得气后，加用电针（连续波，频率220Hz，以患者腿部肌肉微有跳动为宜）留针30分钟，每日1次，每周治疗5次，20次为1个疗程。

（2）患者取卧位，常规消毒后，用2寸毫针直刺丰隆穴1～1.5寸，行提插手法，待局部有酸麻感，向足底方向放射为宜，留针30分钟。每日1次，20次为1疗程。

【来源】[1] 甘君学，高建芸.电针丰隆穴治疗混合型高脂蛋白血症46例临床研究[J].浙江中医杂志，2007，42（12）：714-715.

[2] 史江峰，孙菊光，李利斌.针刺丰隆穴治疗高脂血症32例临床研究[J].江苏中医药，2009，41（12）：59-60.

◉ 治法（二）

【取穴】曲池：在肘区，尺泽与肱骨外上髁上连线的中点处。

【穴性分析】阳明多气血，本穴属于阳明大肠经，为大肠经合土穴，具有清利湿热、祛痰、调理气血的作用。

【操作】患者屈肘成直角，取单侧曲池穴，常规消毒后，用1.5寸毫针直刺1寸左右，行提插手法，针感向下传至手掌方向，向上传至肩部为宜，留针30分钟，每日1次，10次为1个疗程。

【来源】陈军，陈鹏.针刺曲池穴治疗高脂血症44例[J].中国内科杂志，2007，33（11）：667.

◉ 治法（三）

【取穴】足三里：在小腿前外侧，当犊鼻穴下三寸，距胫骨前缘一横指（中指）。

快速取穴法：（1）正坐屈膝成直角，由外膝眼（犊鼻）往下四横指，距胫骨约一横指（中指）处即是。

（2）站位，用同侧手张开，虎口围住髌骨上外缘，四指直指向下，中指尖的所指处即是。

（3）正坐屈膝，以本人之手按在膝盖上，食指抚着膝下胫骨，当中指尖着处即是。

（4）正坐屈膝，用手从膝盖正中往下摸取胫骨粗隆，在胫骨粗隆外下缘直下1寸处即是。

【穴性分析】本穴为足阳明胃经的合土穴，是治疗脾胃病的首选穴，具有健脾祛痰、通腑利湿之功。

【操作】（1）针刺法。患者坐位，按子午流注纳子法按时开穴，即均在每日辰时（上午7～9时）治疗。常规消毒穴位局部皮肤，用1.5寸毫针快速刺入穴位，待有酸、麻、胀感后，施行平补平泻法，留针15分钟，出针。每日1次，10次为一个疗程。

（2）埋线法。先剪一已消毒的2～3厘米长的0号羊肠线，将之从针孔插入穿刺针内，然后对准已消毒且已施行局麻的穴位，速刺进针1.5寸深，得气后将针芯边往深处推，针头边往浅处提，直至退出其皮肤，最后用灭菌胶布呈十字形状密封住针眼。每周1次，左右侧穴位交替使用。

【来源】管遵惠，等.河南中医，1991，4：23.

第十节　急性胃炎

急性胃炎是由多种病因引起的急性胃黏膜炎症。临床上急性发病，常表现为上腹部症状。内镜检查可见胃黏膜充血、水肿、出血、糜烂（可伴有浅表溃疡）等一过性病变。急性胃炎发病急骤，轻者仅有食欲不振、腹痛、恶心、呕吐；严重者可出现呕血、黑便、脱水、电解质及酸碱平衡紊乱，有细菌感染者常伴有全身中毒症状。

◉ 治法（一）

【取穴】梁丘：在股前区，髌底上2寸，股外侧肌与股直肌肌腱之间。

【穴性分析】本穴归于足阳明胃经，为其郄穴，是足阳明脉气深聚之处，故有理气和胃止痛之功，主治胃痛等症。

【操作】患者取仰卧位，常规消毒，用2寸毫针，针尖略向上快速刺入皮下，缓慢再进针1.5寸左右，待局部有明显酸胀感后，施以提插捻转泻法，持续运针2～3分钟，使针感向上传导至腹部为宜，留针20～30分钟，每隔10分钟行针1次。

【来源】王淑敏.针刺梁丘穴治疗胃镜检查中不良反应54例效果观察［J］.齐鲁护理杂志，2011，17（4）：60-61.

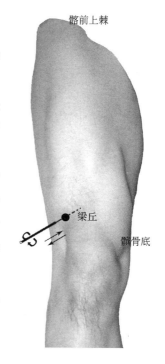

⊙ 治法（二）

【取穴】合谷：在手背，第2掌骨桡侧的中点处。

【穴性分析】本穴为阳明大肠经原穴，有很好的调节肠胃功能的作用，具有和胃调中、通调胃腑、泻大肠热、祛湿散寒、理气止痛之功。主治胃痛、泄泻、便秘、痢疾等。

【操作】患者微握拳，常规消毒，用1.5寸毫针，沿第2掌骨侧向掌心刺入1寸左右，捻转手法强刺激，待局部有明显酸胀感后，再行提插手法，持续操作2～3分钟，待胃痛减轻后即可出针。此法用于胃炎引起的急性胃脘痛。

⊙ 治法（三）

【取穴】胃俞：当第12胸椎棘突下，后正中线旁开1.5寸。

【穴性分析】本穴为背俞胃之俞穴，是胃经气输注之处，具有健脾益气、和胃降逆、祛湿化痰之功，为治疗胃病要穴，主治胃脘痛、呕吐、肠鸣、腹泻、胸胁痛、完谷不化等。

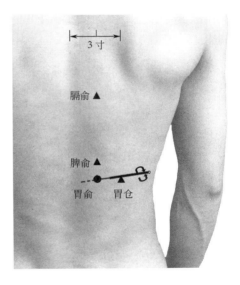

【操作】常规消毒后，用1.5寸毫针向脊柱方向斜刺，不宜过深，进针后用捻转手法，平补平泻，以患者局部有酸胀感为度，留针20分针，每5分钟行针1次。每日1次，10次为1个疗程。

【来源】周中元.针刺胃俞穴治疗胃脘痛38例［J］.中国中西医结合脾胃杂志，2000，8（5）：311.

⊙ 治法（四）

【取穴】中脘：在上腹部，脐中上4寸，前正中线上。

【穴性分析】本穴归于任脉，位居腹部，为胃的募穴，腑之会，是胃气结聚之处，也是治疗胃病要穴，具有调胃肠、理气滞、健脾和胃、降逆止呕、消食化积、祛湿止泻、通腑止痢之功。

【操作】常规消毒后，用2寸毫针直刺进针1～1.5寸，进针后用捻转手法，

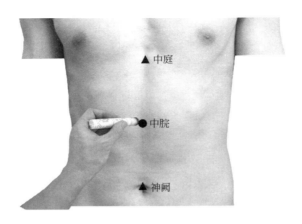

平补平泻，以患者局部有酸胀感为度，再用艾条置于穴位上方，以局部有温热为度，留针30分钟，每日1次，10次为1个疗程。

【来源】金鹏，白慧宁，王建忠.针刺中脘穴治疗胃痛83例［J］.中国中西医结合脾胃杂志，2008，19（11）：16.

◉ 治法（五）

【取穴】委中：在腘横纹中点，当股二头肌肌腱与半腱肌肌腱的中间。

快速取穴法：俯卧，微屈膝，腘窝横纹正中央，两筋之间即是。

【穴性分析】本穴为膀胱经合土穴，土能克水，以制约膀胱水盛太过，故有健脾祛湿和胃之功，用以治疗腹痛、吐泻等证。

【操作】患者取俯卧位，选择络脉明显外露之一侧或双侧穴位，用橡皮带扎住膝关节上方，拍打穴位局部数十下，使穴位上或周围之络脉更怒张；然后常规消毒局部皮肤，用细三棱针快速刺入，使其出血10～30毫升，若出血不显著者可加用闪火法拔火罐。每日1～2次，一般1～3次后即可缓解或改善症状。

【来源】任继高.陕西中医，1984，5：37.

第十一节　慢性胃炎

慢性胃炎是指由于不同病因引起的胃黏膜慢性炎症或萎缩性病变。急性胃炎表现为贲门和胃体部黏膜的中性粒细胞浸润。慢性胃炎缺乏特异性症状，症状的轻重与胃黏膜的病变程度并非一致。大多数患者常无明显症状或有不同程度的消化不良症状，如上腹隐痛、食欲减退、餐后饱胀、反酸等。

◉ 治法（一）

【取穴】胃俞：当第12胸椎棘突下，后正中线旁开1.5寸。

【穴性分析】本穴为背俞胃之俞穴，是胃经气输注之处，具有健脾益气、和胃降逆、祛湿化痰之功，为治疗胃病要穴，主治胃脘痛、呕吐、肠鸣、腹泻、胸胁痛、完谷不化等。

【操作】常规消毒后，用1.5寸毫针向脊柱方向斜刺，不宜过深，进针后用捻转手法，平补平泻，以患者局部有酸胀感为度，留针20分针，每5分钟行针1次。每日1次，10次为1个疗程。

【来源】段昭侠.针刺治疗慢性胃炎70例［J］.陕西中医，2004，25（9）：837.

◉ 治法（二）

【取穴】中脘：在上腹部，脐中上4寸，前正中线上。

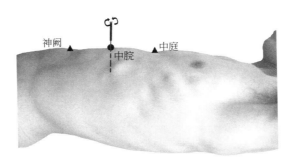

【穴性分析】本穴归于任脉，位居腹部，为胃的募穴，腑之会，是胃气结聚之处，也是治疗胃病要穴，具有调胃肠、理气滞、健脾和胃、降逆止呕、消食化积、祛湿止泻、通腑止痢之功，主治胃脘痛、呕吐、呃逆、反胃、吞酸、纳呆、食不化、疳积、腹胀、肠鸣、泄泻、便秘、痢疾等。

【操作】常规消毒后，用2寸毫针直刺进针1～1.5寸，进针后用捻转手法，平补平泻，以患者局部有酸胀感为度，再将艾盒置于穴位上方，以局部有温热为度，留针30分钟，每日1次，10次为1个疗程。

【来源】胡美满.提插补法治疗虚证慢性胃炎疗效观察［D］.广州中医药大学，2009.

◉ 治法（三）

【取穴】足三里：在小腿前外侧，犊鼻下3寸，犊鼻与解溪连线上。

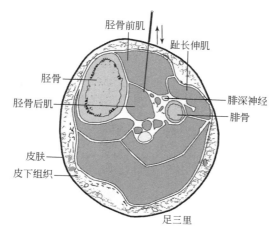

足三里

【穴性分析】本穴为足阳明胃经的合土穴，是治疗脾胃病的首选穴，能补能泻，能升能降，能清能温，具有健脾、消积滞、和胃降逆、通腑利湿之功，主治胃痛、呕吐、腹胀、消化不良、疳积、泄泻、便秘、痢疾等。《灵枢·邪气脏腑病形》：胃病者，腹胀，胃脘当心而痛，上支两胁，膈咽不通，饮食不下，取三里也。

【操作】患者取卧位，常规消毒后，用2寸毫针直刺足三里穴1～1.5寸，行提插手法，待局部有酸麻感，向腹部方向放射为宜，留针30分钟，每10分钟行针1次。每日1次，10次为1个疗程。

【来源】王晓鸣.针刺治疗慢性胃炎212例［J］.医药世界，2006，5：97-98.

◉ 治法（四）

【取穴】公孙：在跖区，当第1跖骨底的前下缘赤白肉际处。

【穴性分析】本穴归于足太阴脾经，为其络穴，能联络脾胃二经，是八脉交会穴之一，通于冲脉，具有理脾和胃、平冲降逆、通调肠腑、消食化滞、清热利湿之功，主治胃疼、呕吐、饮食不化、腹痛、肠鸣腹胀、泄泻、霍乱、痢疾等。

【操作】患者取卧位，常规消毒后，用1.5寸毫针向足心方向进针1寸左右，进针后用行捻转手法，待局部有酸胀感，以针感向足心方向传导为宜，留针30分钟，每10分钟行针1次，每日1次，10次为1个疗程。

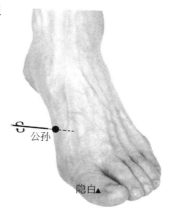

公孙

隐白▲

【来源】李明军.公孙穴治疗胃痛38例［J］.针刺手法，2006，22（7）：134.

第十二节　消化性溃疡

　　一般将胃溃疡和十二指肠溃疡合称为消化性溃疡，有时简称为溃疡。消化性溃疡的形成主要与原本消化食物的胃酸和胃蛋白酶对自身的胃壁和十二指肠壁的消化作用有关。消化性溃疡以上腹痛为主要症状，可为钝痛、灼痛、胀痛或剧痛，也可仅为饥饿样不适感。伴有嗳气、反酸、胸骨后烧灼感、流涎、恶心、呕吐、便秘、黑便，少数病人可有呕血等消化道出血症状。

◉ 治法（一）

　　【取穴】胃俞：当第12胸椎棘突下，后正中线旁开1.5寸。

　　【穴性分析】本穴为背俞胃之俞穴，是胃经气输注之处，具有健脾益气、和胃降逆、祛湿化痰之功，为治疗胃病要穴，主治胃脘痛、呕吐、肠鸣、腹泻、胸胁痛、完谷不化等。

　　【操作】常规消毒后，用1.5寸毫针向脊柱方向斜刺，不宜过深，进针后用捻转手法，平补平泻，以患者局部有酸胀感为度，留针20分针，每5分钟行针1次。每日1次，10次为1个疗程。

　　【来源】周中元.针刺胃俞穴治疗胃脘痛38例［J］.中国中西医结合脾胃杂志，2000，8（5）：311.

◉ 治法（二）

　　【取穴】中脘：在上腹部，脐中上4寸，前正中线上。

　　【穴性分析】本穴归于任脉，位居腹部，为胃的募穴，腑之会，是胃气结聚之处，也是治疗胃病要穴，具有调胃肠、理气滞、健脾和胃、降逆止呕、消食化积、祛湿止泻、通腑止痢之功，主治胃脘痛、呕吐、呃逆、反胃、吞酸、纳呆、食不化、疳积、腹胀、肠鸣、泄泻、便秘、痢疾等。

　　【操作】患者仰卧位，充分暴露腹部，腹部放松，呼吸自然，在脐上4寸，腹正中线上取穴。选用直径0.30毫米、长80毫米的毫针，常规消毒后用夹持进针法，垂直缓慢捻转进针，如针下阻力较大或患者较痛苦时不可强行进针，当患者自觉针感由胸向两胁肋、背部及下腹部放射时，即为得气，得气后缓慢捻转针，出针至皮下40毫米时留针，每10分钟捻针1次，行平补平泻手法1分钟，每次留针30分钟，每日1次。每周治疗6次，休息1天。

【来源】牛红月,杨铭,强宝全.针刺中脘治疗消化性溃疡：多中心随机对照研究［J］.中国针灸，2007，27（2）：90-91.

◁ 第十三节　呃　逆 ▷

　　顽固性呃逆又称顽固性膈肌痉挛，是膈神经兴奋引起膈肌阵发性痉挛所致，以气从膈下向上冲逆、喉间嗝逆有声、声短而频、难以自忍为主要临床表现的病证。可见于健康人，如快速吞咽干燥食物而同时饮水较少时发生，或在饱餐、饮酒、过度吸烟、情绪紧张后出现，持续时间不长，多能自行消除，若持续数天不缓解，则为顽固性呃逆，影响情绪、生活、睡眠和工作。

◉ 治法（一）

　　【取穴】内关：在前臂前区，腕掌侧远端横纹上2寸，掌长肌腱与桡侧腕屈肌腱之间。

　　【穴性分析】本穴为八脉交会穴之一，通于阴维，阴维与冲脉合于心、胸、胃，故有宽胸理气、和胃止痛、降逆止呕之功，主治心痛、胸痛、胃痛、呕吐、呃逆等。

　　【操作】患者取仰卧位或坐位，内关处常规消毒，15寸针灸针直刺入内关，将针刺到人部（进针深度15～25毫米），提到天部（皮肤至针尖小于15毫米），令患者深吸气，同时将针插入地部（进针深度25～40毫米），嘱患者屏住呼吸片刻，再将针提至天部，令患者呼气，反复提插配合患者呼吸，直到呃逆停止。

　　【来源】王文智.内关穴吸进呼退法治疗呃逆97例［J］.中国中医急症，2010，19（10）：1786.

◉ 治法（二）

　　【取穴】攒竹：在面部，眉头凹陷中，额切迹处。

　　【穴性分析】本穴有宽膈降逆止呃的作用，为治疗呃逆首选穴。

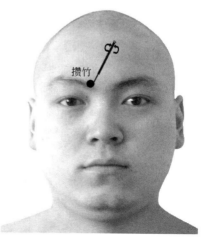

攒竹

【操作】让患者端坐，医者用双手拇指按压患者双侧攒竹穴，指力以患者能耐受为度，或用针刺捻转手法强刺激，然后医者调整呼吸，使患者与医者同步，作腹式深呼吸，吸气至屏气，然后呼气至屏气，如此反复5～10次，呃逆即可停止。若不能，休息5分钟，重复1次。

【来源】薛大力，张晓哲.针刺攒竹配合调息治疗呃逆36例［J］.河北中医，2009，31（10）：1539.

◎治法（三）

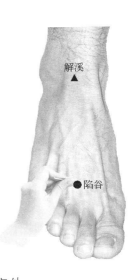

【取穴】陷谷：在足背，第2、3跖骨间，第2跖趾关节近端凹陷中。

【穴性分析】本穴具有健脾和胃理气之功，用以治疗肠鸣腹痛、呃逆等。

【操作】常规消毒后，用三棱针点刺陷谷穴出血，再用闪火法拔上小罐，留罐3～5分钟，待停止出血即可起罐。隔日1次，3次为1个疗程。用于治疗顽固性呃逆。

【来源】现代针灸临床聚英，1997，中医古籍出版社.

◎治法（四）

【取穴】水沟：在面部，当人中沟的上1/3与下2/3的交点处。

　　快速取穴法：把人中沟平分成3等分，上1/3与下2/3的交点处即是。

【穴性分析】本穴为督脉手足阳明经脉之会，有醒脑开窍，息风解痉之功效。呃逆为胃气上逆所致，针刺水沟穴治疗呃逆效捷易行，临床值得一用。

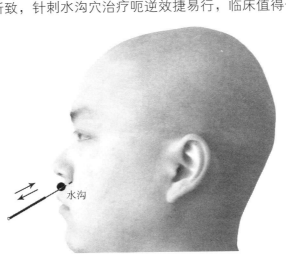

【操作】针刺法。患者仰卧位，水沟穴局部皮肤消毒后，取28～30号1～1.5寸不锈钢毫针，先快速直刺入皮肤，再将针尖斜向鼻中隔，针身与皮肤呈15度角沿鼻中隔刺入约1寸，手法以小幅度提插和大幅度捻转的强刺激为主，直至病人流泪、打喷嚏为度（针刺过程中可由他人协助固定患者头部）。留针10～15分钟，5分钟行针1次。一般每天针1次，呃逆反复发作者可每天针2～3次，并延长留针时间，疗效显著。

【来源】［1］王胜，等.上海针灸杂志，1999，6：22.

［2］毛志耀，等.针灸临床杂志，1999，10：45.

［3］李兆苓.浙江中医杂志，1990，3：136.

［4］赵米智.河南中医，1989，3：32.

［5］陈勇.四川中医，1985，12：50.

◎ 治法（五）

【取穴】印堂：在额部，当两眉头之中间。

快速取穴法：两眉头连线的中点，正对着鼻尖处即是。

【穴性分析】本穴为经外奇穴，位于督脉，督脉为阳脉之海，总督一身阳气。故本穴可调整诸阳经之气，宽胸开膈，和胃降逆，从而有很好的止呃作用。

【操作】患者取仰卧位，常规消毒穴位（以印堂穴为主穴）皮肤后，医者的左手提捏起穴位皮肤，右手持着套有5号注射针头的2毫升注射器，对准穴位快速刺入皮下，当患者局部产生酸、麻、胀感时，若回抽无血，则可缓慢注入冬眠灵注射液0.3毫升，然后再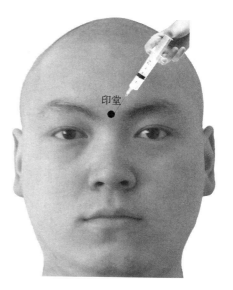将针头分别向左右攒竹穴斜刺，各注射约0.2毫升药液，起针时用干棉球按压针孔片刻，隔日1次。

【来源】韩根言，等.江苏中医，1996，5：30.

◎ 治法（六）

【取穴】翳风：在耳垂后方，当乳突与下颌角之间的凹陷处。

快速取穴法：将耳垂向后捺，耳垂的边缘处，乳突前方凹陷处即是。

【穴性分析】本穴为手少阳三焦经腧穴，有疏调三焦之气的功能，可治疗呃逆。

【操作】（1）针刺法。患者取卧位或坐位，常规消毒双侧穴位皮肤后，用28～30号1.5寸长不锈钢毫针，快速直刺入穴位皮下，针尖向着咽喉部斜刺入1寸，给予捻转手法，得气后大幅度捻转毫针5～6次，同时嘱患者屏气15秒钟，呃止即出针。若呃逆未止则可依法操作2～3遍，留针30分钟。

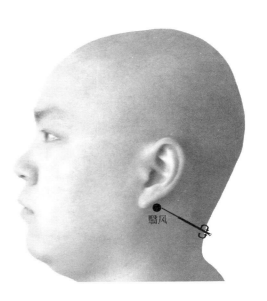

翳风

（2）水针法。常规消毒双侧穴位局部皮肤后，用7号注射针头快速刺入（要求刺破入皮肤），进针时要慢，给予缓慢的提插手法，得气后抽无回血，则缓慢推入药液（脑血管病变所致者用654-2注射液10毫升，伴有前列腺肥大或术后尿潴留者用非那根注射液50毫升），出针后用干棉球按压片刻。

（3）指压法。患者坐位，医者站在患者身后，用双手拇指同时按压双侧翳风穴，力度要重而强，以局部感觉胀痛难忍为度，按压时间以10秒钟为1次，直至呃逆停止，效果显著。

【来源】［1］王士广.中国针灸，1994，5：48.

［2］何刚.四川中医，1996，11：55.

［3］王书香.陕西中医，1982，2：29.

［4］骆方，等.针灸临床杂志，1996，2：41-42.

［5］张日.针灸学报，1989，1：35.

［6］顾耀平.浙江中医杂志，1984，4：165.

［7］范寿升.河南中医，1985，2：11.

［8］朱忠泽.新中医，1984，7：32.

［9］王启才.新中医，1980，4：39.

［10］顾耀平.江西中医药，1987，1：45.

◉ 治法（七）

【取穴】扶突：在颈外侧部，结喉旁，当胸锁乳突肌的前、后缘之间。

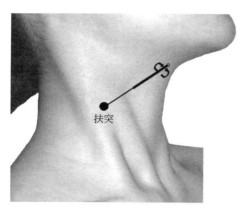

快速取穴法：喉结最高点向外旁开四横指（即同身寸3寸）处。

【穴性分析】本穴是手阳明大肠经穴，可宽胸理气利膈，缓解膈肌痉挛，解除呃逆。

【操作】患者取仰卧位，常规消毒穴位局部皮肤后，用28～30号2寸长不锈钢毫针，从穴位处呈水平方向刺向颈椎，当出现触电样针感向肩部或手指放散时，留针约10分钟。每日1次，效果明显。

【来源】吕景山，等.单穴治病选萃[M].北京：人民卫生出版社，1993，43-44.

◎ 治法（八）

【取穴】曲池：在肘横纹外侧端，屈肘，当尺泽穴与肱骨外上髁连线的中点。

快速取穴法：（1）仰掌屈肘成45度角，肘关节桡侧，肘横纹头处即是。

（2）仰掌，微屈肘，尺泽穴与肘关节桡侧的高骨（肱骨外上髁）的中点即是。

【穴性分析】本穴属于手阳明大肠经，入胸络于肺，通过横膈，因此针刺曲池穴，可使肺及膈间之气疏通，调理胃肠功能，以助胃气下降止呃。

【操作】患者取卧位或坐位，常规消毒双侧穴位皮肤，用28号2寸毫针快速直刺入穴位，得气后施行捻转补泻手法，留针20分钟，每5分钟行针1次。每日1次，一般1～2次即可治愈。

【来源】［1］高速.贵阳中医学院学报，1985，2：18.

［2］李传芹，等.贵阳中医学院学报，1986，2：18.

◎ 治法（九）

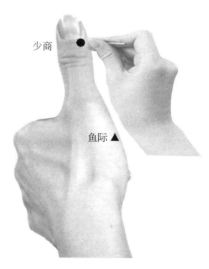

【取穴】少商：在手拇指末节桡侧，距指甲角0.1寸处（指寸）。

快速取穴法：仰掌，微握拳，拇指上翘，其内侧（桡侧）沿拇指甲基底部和桡侧缘各作一直线，两线相交处即是。

【穴性分析】本穴乃手太阴肺经之终止穴，针刺本穴可增强肺脏之生理功能，调节气机，起到降气平呃之作用。

【操作】患者取坐位或仰卧位，常规消毒局部皮肤后，医者用28～30号0.5～1寸毫针，快速直刺入穴位，直至有针感为度，然后再予中强度刺激1～2分钟，有规则地改变刺激频率，反复3次，即可出针。每日1次，一般2～3次即愈。

【来源】［1］吕长青.浙江中医杂志，1990，1：21.

［2］周建平.浙江中医杂志，1990，3：136.

［3］杨道全.四川中医，1988，12：28.

◉ 治法（十）

【取穴】太冲：在足背侧，当第1跖骨的后方凹陷处。

快速取穴法：足背，由第1、2趾间缝纹头向足背上推，至其两骨联合前缘凹陷中（约缝纹头上二横指）处即是。

【穴性分析】本穴为足厥阴肝经之原穴，为原气输注之处。针刺太冲有疏肝调气、平冲降逆之功。

【操作】常规消毒局部皮肤后，用28～30号1寸毫针，快速直刺入穴位，视其体质而决定针刺之深浅，得气后施行泻法，给予强刺激30秒钟，隔5分钟再行针1次，一般10分钟内多可获效。

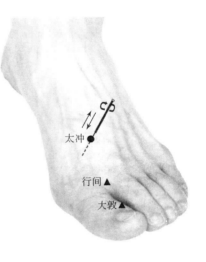

太冲

行间▲

大敦▲

【来源】［1］胡玮.江西中医药，1992，2：61.

［2］胡倩.江苏中医，1996，11：29.

◉ 治法（十一）

【取穴】至阴：在足小趾末节外侧，距趾甲角0.1寸（指寸）。

快速取穴法：正坐垂足着地或仰卧，于足小趾爪甲的外侧缘与基底部各作一条直线，两线交点处即是。

【穴性分析】本穴属足太阳膀胱经，是足太阳膀胱经的井穴，五行属金。至即到达，阴为阳之对，此指阴经，足太阳经至此处交足少阴肾经，为治疗呃逆的经验穴。

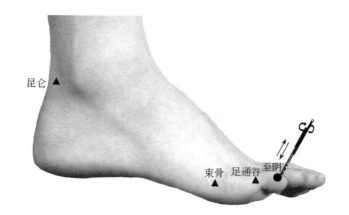

【操作】常规消毒局部皮肤，用28～32号2寸毫针，向上快速斜刺入穴位0.5～1寸，然后将针退至0.2～0.5寸处，以手指轻弹针柄，使针身轻微震动，以增强针感，尽量使之放射至腹胸部。待呃逆停止后才起针，留针20～30分钟即可。亦可依据病情酌配直刺气舍穴。

【来源】康世英.新中医，1992，10：32.

第十四节　呕　吐

呕吐指胃内容物或一部分小肠内容物通过食管、口腔排出体外的反射性动作。恶心、呕吐均是复杂的反射动作，可将有害物质从胃排出从而起保护作用，但持久而剧烈的呕吐可引起机体水电解质紊乱。呕吐可见于多种疾病，如急慢性胃炎、贲门痉挛、幽门痉挛、胃扩张、胰腺炎、胆囊炎、胃神经官能症等。

◉ 治法（一）

【取穴】内关：在前臂前区，腕掌侧远端横纹上2寸，掌长肌腱与桡侧腕屈肌腱之间。

【穴性分析】本穴为八脉交会穴之一，通于阴维，阴维与冲脉合于心、胸、胃，故有宽胸理气、和胃止痛、降逆止呕之功，主治心痛、胸痛、胃痛、呕吐、呃逆等。

【操作】患者取坐位或卧位，按常规消毒取内关穴，快速进针，约1寸深，得气后，行提插手法行针20次左右（强刺激抑制手法），并嘱患者深呼吸2～3次。最后留针30分钟。每10分钟行针1次。

◉ 治法（二）

【取穴】膻中：在胸部，横平第4肋间隙，前正中线上。

【穴性分析】本穴位居胸部，为八会穴之一，气之会，宗气之所聚，是理气要穴，有宽胸理气、通阳化浊、宣肺化痰、止咳平喘、开郁散结之功，主治胸痹心痛、咳嗽、气喘、噎膈、呕吐等。

【操作】患者取俯卧位，常规消毒后，取1.5寸毫针，针尖向鸠尾方向平刺，沿皮下刺入0.5寸深，捻转手法使之得气，然后用刮柄法使针感传导扩散。留针20 ~ 40分钟，每10分钟行针1次。每日1次，10次为1个疗程。

◉ 治法（三）

【取穴】素髎：在面部，鼻尖的正中央。

【穴性分析】素髎穴通督脉，而鼻通任脉，贵在贯通阴阳两经以利周身之血脉循行畅通，达到调和阴阳，调整机体之平衡起到治疗呕吐作用。

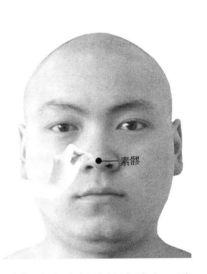

素髎

【操作】患者取坐位后仰，用左手拇、食指微捏鼻骨，右手持针向上刺入0.3 ~ 0.5寸，行捻转手法，针感以酸胀为度。或点刺出血数滴。日针1次。

◉ 治法（四）

【取穴】梁丘：屈膝，在大腿前面，当髂前上棘与髌底外侧端的连线上，髌底上2寸。

快速取穴法：（1）当下肢用力蹬直时，髌骨外上缘的上方可见一凹陷（股外直肌与股直肌之间结合部），该凹陷正中即是。

（2）正坐位，屈膝，膝盖外上缘直上2寸处即是。

【穴性分析】本穴归于足阳明胃经，为其郄穴，是足阳明脉气深聚之处，故有理气和胃止痛之功，主治胃痛、呕吐等症。

【操作】患者取坐位或仰卧位，常规消毒双侧穴位皮肤，用28 ~ 30号1.5寸毫针，针尖沿本经络的循行方向，略向上快速斜刺入穴位，进针1.2寸左右，得气后，拇指向后轻微、缓慢捻转提插毫针，持续1 ~ 2分钟，使针感尽量向上传导至腹部，留针15～20分钟，隔5分钟行针1次。亦可用手指重按。

【来源】吕景山，等.单穴治病选萃.北京：人民卫生出版社，1993.

第十五节　急性肠炎

急性肠炎是夏秋季的常见病、多发病，多由于细菌及病毒等感染所致。多数急性起病，开始表现为恶心、呕吐，继以腹泻，每日3～5次甚至数十次不等，大便多呈水样，深黄色或带绿色，随后出现电解质和液体的丢失。有的病人可有发热、全身不适、过敏症状等，一般在2～5天内恢复。病人一般发病前有不洁饮食史，同食者往往一起发病。

◎ **治法（一）**

【取穴】尺泽：在肘区，肘横纹上，肱二头肌肌腱桡侧缘凹陷中。

【穴性分析】尺泽为肺经合穴，是五输穴之一，脉气由此深入，进而汇合于脏腑的部位。《难经·六十八难》曰"合主逆气而泄"，其本义为合穴主治"呕吐、泄泻"等胃肠类疾病。

【操作】用止血带固定患者肘关节上方约5厘米处，嘱患者握紧拳头，使肘窝处静脉充盈，用三棱针迅速点刺尺泽穴处的静脉，挤出血液数滴后，取下止血带。一般只做单侧，严重者可取双侧，治疗后约半小时即可痊愈。

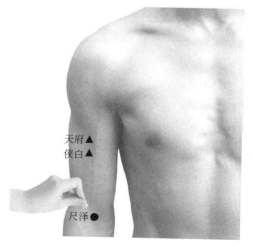

【来源】黄金宝，彭素敏.尺泽静脉放血治疗急性肠胃炎［J］.中国针灸，1997，7：426.

◎ **治法（二）**

【取穴】申脉：在踝区，外踝尖直下，外踝下缘与跟骨之间凹陷中。

【穴性分析】本穴属八脉交会穴，通于阳跷脉，而阳跷脉为足太阳膀胱经支脉，故申脉可温煦肾阳，继而使脾胃气机调畅，升降有序，清浊分明，腹泻立止，为治疗急性肠炎的经验穴。

【操作】皮肤常规消毒，取5毫升注射器抽取丁胺卡那霉素0.2克，直刺0.5寸左右，行提插捻转，用强刺激手法，以局部酸胀为度。

【来源】张鹏，胡德明，彭素敏.穴位注射治疗急性肠胃炎［J］.贵州中医，1998，4：102.

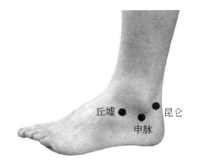

丘墟　申脉　昆仑

◎ 治法（三）

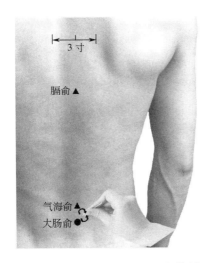

3寸

膈俞▲

气海俞▲
大肠俞●

【取穴】大肠俞：在腰部，当第4腰椎棘突下，旁开1.5寸。

快速取穴法：两髂嵴最高点的连线与脊柱的交点，即是第4腰椎棘突下，其旁开食、中二横指处即是。

【穴性分析】本穴位近大肠，为大肠背俞穴，是大肠经气转输之处，具有调胃肠、通腑气、祛湿止泻之功，主治腹痛、腹胀、泄泻、肠鸣、便秘、痢疾等。

【操作】患者俯卧位，常规消毒局部皮肤后，取28～30号2寸毫针，采用挟持进针垂直刺入穴位，不捻转或轻度捻转进针，可提插以寻找麻胀感，并使针感下传至足部或上传到小腹均可，留针5～10分钟。每日1次，一般1～2次即愈。

【来源】张绍斌.陕西中医，1985，8：367.

第十六节　病毒性肝炎

病毒性肝炎是由肝炎病毒引起的一种消化道急性传染病。根据临床表现，一般分为急性黄疸型和急性无黄疸型传染性肝炎两种。本病以食欲不振、乏力、肝区疼痛、腹胀、恶心、大便不成形、低热等为主要症状。部分病人可有黄疸、发热、肝脏肿大、有压痛，并伴有不同程度的肝功能损害。

◎ 治法

【取穴】后溪：在手掌尺侧，微握拳，当小指本节后的远侧掌横纹头赤白肉

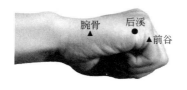

际处。

【穴性分析】后溪为小肠经脉气所注之输木穴，八脉交会穴，通于督脉。穴名意指穴内气血作用于督脉所过的相背之部。为治疗病毒性肝炎经验要穴。

【操作】常规消毒后，取1.5寸毫针，针尖向劳宫方向平刺，用提插补泻法，先泻后补，行强刺激。每日1次，左右交替，留针20 ～ 30分钟，2周为1个疗程。

【来源】现代针灸临床聚英.中医古籍出版社，1997.

第十七节　尿路感染

尿路感染，是指病原体侵犯尿路黏膜或组织引起的尿路炎症。临床表现常因感染的部位不同而有所不同。仅有尿频、尿急、尿痛者为急性尿道炎；若伴有少腹胀痛，膀胱区有压痛者为急性膀胱炎；若伴有寒战、高热、腰痛者为急性肾盂肾炎。

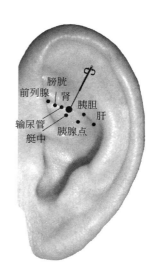

◎ 治法

【取穴】耳穴肾区。

【穴性分析】耳穴肾滋补先后天，有补肾清热通淋之功。

【操作】用75%酒精棉球消毒耳穴局部皮肤，用0.5寸毫针捻转刺入，每天1次，留针30分钟。

【来源】·耳穴疗法.化学工业出版社，2006.

第十八节　尿失禁

尿失禁是一种常见的症状，病人不能控制排尿，致使尿液淋沥不尽或不自主地外溢，中医称为遗尿，多因肾气不固，膀胱失约所致。

◎ 治法（一）

【取穴】气海：在下腹部，脐中下1.5寸，前正中线上。

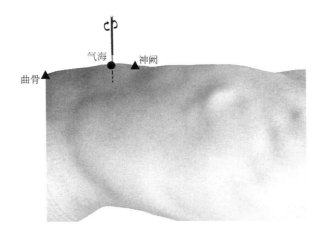

【**穴性分析**】本穴为人体强壮要穴，具有大补元气、补血填精、益气固脱之功，主治中风脱证、形体羸瘦、四肢乏力、遗精、阳痿、带下、遗尿、淋证、癃闭等。

【**操作**】施治前令患者排尿后取仰卧位，局部消毒，然后用1.5寸毫针垂直刺入皮下，再用捻转手法行补法进针刺入，以得气为度，并以针感放射至耻骨联合以下部位为佳。如针感不向下放射，或不得气，可徐徐起针至皮下，掉转针头使之向下。再以同样手法进针刺至一定深度，以针感传导到耻骨联合以下部位为宜。针刺得气后，继行补法少顷，留针15分钟起针。

【**来源**】张庆丰.针刺气海穴治疗中风后尿失禁30例［J］.中国中医急症，2007，16（4）：489.

◉ 治法（二）

【**取穴**】关元：前正中线上，脐下3寸。

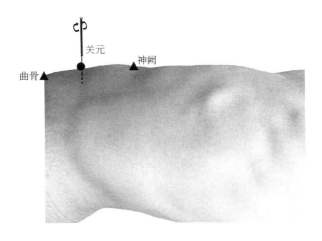

【穴性分析】本穴归于任脉，为任脉与足三阴经的交会穴，是全身强壮要穴，具有滋阴填精、温肾壮阳、培元固本、回阳固脱之功，主治中风脱证、虚劳羸瘦、遗精、阳痿、月经不调、痛经、经闭、带下、阴挺等。

【操作】局部常规消毒后，垂直进针，针用补法，待得气后，用灸箱置于关元穴上，用10厘米长的两条艾条点燃置于箱内，每次治疗约40分钟。

【来源】李玲.针刺加艾灸治疗老年性尿失禁25例.上海针灸杂志，2011，32（2）：92.

◎ 治法（三）

【取穴】太溪：在足内侧，内踝后方，当内踝尖与跟腱之间的凹陷处。

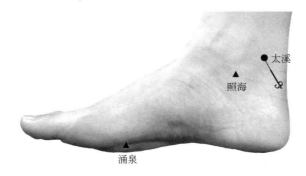

【穴性分析】本穴为肾经原穴，是肾经原气经过和留止之处，有温补肾阳、滋补肾阴、阴阳双补之功，主治遗精、阳痿、遗尿、月经不调、小便频数等症。

【操作】局部常规消毒后，针尖向上刺入1.4寸，行捻转手法，待局部有酸胀感，以针感向足心方向传导为宜，留针30分钟，每10分钟行针1次，每日1次，10次为1个疗程。

【来源】现代针灸临床聚英，中医古籍出版社.1987.

第十九节　尿潴留

尿潴留又称尿闭，是指膀胱内大量尿液不能随意排出的一种常见症状。以排尿困难，少腹胀满，甚至小便闭塞不通为主症。中医称为"癃闭"，多由肾气不足，膀胱气化无权；湿热下注，气机阻滞；外伤膀胱，气化受损所致。现代医学中尿道梗阻、前列腺肥大、大脑及脊髓受伤、产后及手术后引起的尿潴留均在此范畴。

◎ 治法（一）

【取穴】关元：在下腹部，前正中线上，脐下3寸。

【穴性分析】脾主运化水湿、肾主水，司膀胱开阖，肝主疏利水道。本穴为任脉与足三阴经交会穴，近膀胱居下腹，有补肾利尿、祛湿利水之功，用以治疗小便不利、水肿、尿频、遗尿等症。

【操作】取仰卧位，双下肢伸直，术者站在患者右侧，先定准穴位，运气后用右拇指末节掌面按压关元穴。开始宜轻逐渐加重，可略加捻转，持续1分钟，再用拇指大小艾炷隔姜灸3～5壮。如1次无效，休息10分钟后，重复进行1～2次。

【来源】李建美，王俊杰.隔姜灸关元穴对痔手术后尿潴留患者排尿的影响[J].中华护理杂志，2006，41（5）：458-459.

◎ 治法（二）

【取穴】中极：在下腹部，前正中线上，脐下4寸。

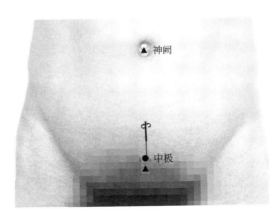

【穴性分析】脾主运化，肝主疏泄，通三焦，利水道；肾主水，司膀胱开阖。本穴为任脉与足三阴经交会穴，膀胱募穴，是膀胱经气结聚之处，故对水液代谢有调节作用，具有补肾利尿消肿、清热利湿止痒之功，主治小便不利、水肿、阴痒、带下等。

【操作】局部常规消毒后，用1.5寸毫针，循任脉向下平刺或斜刺0.5厘米，使用提插捻转法，使针感向会阴部传导，得气后接G6805电针仪，选择断续波，强度以病人可耐受为度，留针30分钟。

【来源】赵志强，刘烨.针灸治疗尿潴留[J].内蒙古中医药，2009，10：43.

◎ 治法（三）

【取穴】石门：在下腹部，前正中线上，脐下2寸。

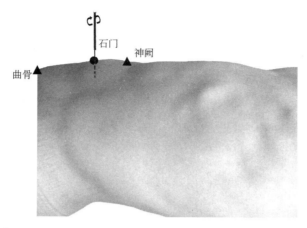

【穴性分析】本穴为三焦募穴，是三焦经气结聚之处，有通利三焦、祛湿利水、健脾理肠之功，用以治疗水肿、小便不利、泄泻、奔豚、疝气、腹胀、腹痛等。

【操作】用3寸毫针向下斜刺，进针2寸深，用泻法。当即嘱患者意守石门穴，用力排尿。术者用双手从患者少腹由上至下逐渐加压，小便即可排出。如法反复多次，待尿排净后拔针，每日1~2次。

【来源】张现豪，冯国湘.温针灸治疗中风后尿潴留患者的临床观察［J］.湖南中医药大学学报，2011，31（3）：72.

◎ 治法（四）

【取穴】至阴：在足小趾末节外侧，距趾甲角0.1寸（指寸）。

快速取穴法：正坐垂足着地或仰卧，于足小趾爪甲的外侧缘与基底部各作一条直线，两线交点处取穴。

【穴性分析】本穴是足太阳膀胱经的井穴，能疏通经络、通利下焦、调和阴阳，从而利气机通水道，助气化而达到气化得行，则小便自通。

【操作】患者取仰卧位，平放下肢，暴露其足部，双侧穴位皮肤常规消毒后，用26~30号1寸毫针，快速刺入穴位皮下，施行提插捻转的手法，给予强刺激量，尽量使针感从足小趾外侧沿经向上传，留针20分钟，一般针后10~15分钟即可排尿。如果针1次仍排不出尿，可间隔2小时左右再行第2次治疗。

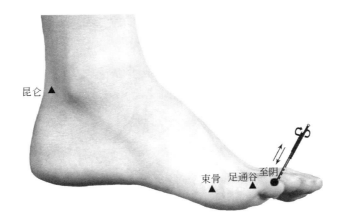

昆仑 ▲

束骨 ▲ 足通谷 ▲ 至阴

【来源】［1］张德辉.中国针灸，1996，9：33.

［2］胡亚茹.中国针灸，1995，3：55.

◎ **治法（五）**

【取穴】照海：在足内侧，内踝尖下方凹陷处。

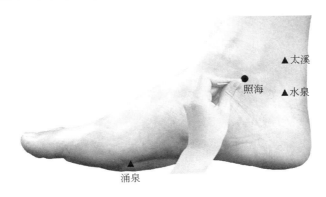

▲ 太溪

● 照海 ▲ 水泉

涌泉 ▲

快速取穴法：（1）正坐位，由内踝尖往下推，至其下缘凹陷处即是。

（2）正坐位，于内踝尖垂线与内踝下缘平线之交点向下之凹陷处即是。

【穴性分析】本穴有温肾阳、补肾气、益精血之功，用以治疗小便不利、月经不调、痛经、带下、阴挺、阴痒等。

【操作】患者取仰卧位，双侧穴位皮肤常规消毒后，取28～30号1寸毫针，对准穴位快速刺入，进针0.3～0.5寸，待局部有酸、麻、胀感时，施行平补平泻手法，留针30～40分钟，每隔10分钟依法行针1次，亦可接G-6805型电针仪施用电针法治疗。每日治疗1次，效果明显。

【来源】王勇.新中医，1992，10：34.

◎ 治法（六）

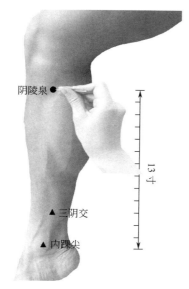

【取穴】阴陵泉：在小腿内侧，当胫骨内侧髁后下方凹陷处。

快速取穴法：正坐屈膝或仰卧，用拇指沿小腿内侧骨内缘（胫骨内侧）由下往上推，至拇指抵膝关节下，胫骨向内。

【穴性分析】本穴为足太阴脾经的合水穴，是脾经脉气所注之处，具有健脾化湿、通利三焦、清热利尿之功，为健脾祛湿利水要穴，主治水肿、暴泄、小便不利、失禁、阴茎痛、妇人阴痛、遗精等。《千金翼方》：水肿不得卧，灸阴陵泉百壮。《杂病穴法歌》：小便不通阴陵泉。对脾肾阳虚为患，本穴亦可配伍运用。

【操作】（1）针刺法。患者取坐位屈膝，双侧穴位常规消毒后，用28～30号2寸毫针，快速直刺入1.5寸左右，得气后持续运转3～5分钟。如仍无小便排出，可留针20分钟，隔5分钟行针1次，直至患者小便溺出。一般针刺后多即可获效。

（2）水针法。患者仰卧位，常规消毒穴位局部皮肤，用2毫升注射器套上7号注射针头，抽取新斯的明注射液1毫克，对准穴位垂直刺入一定深度，得气后施行提插手法，尽量使针感向上传导（此时针尖可稍向上斜），抽无回血时，将药液缓慢注入。

◎ 治法（七）

【取穴】三阴交：在小腿内侧，当足内踝上3寸，胫骨内侧缘后方。

快速取穴法：正坐或仰卧，以手四指并拢，小指下边缘紧靠内踝尖上，食指上缘所在水平线在胫骨后缘的交点即是。

【穴性分析】脾主运化水湿，肾主水，司膀胱开阖，肝有通利三焦，通调水道的作用，本

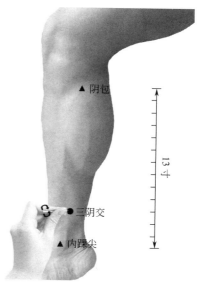

穴为足三阴经交会穴，故有祛湿利水、利尿消肿之功，主治水肿、小便不利、带下等。

【操作】（1）针刺法。患者取仰卧位，常规消毒双侧穴位，用28 ~ 32号1.5寸毫针，快速刺入穴位1寸许，捻转行针5分钟，待有较强的酸胀感产生后，留针约10分钟，同时热敷患者少腹部，最后行针刺激1分钟，再留针20 ~ 30分钟后出针。每日1次。

（2）电针法。患者取仰卧位，双侧穴位皮肤常规消毒，用28 ~ 30号1.5寸毫针，快速垂直进针1寸左右，得气后接G-6805治疗仪，选择断续波，予中等强度治疗5 ~ 10分钟，以病人能忍受为度，同时鼓励病者作腹式呼吸。每日1次。

【来源】［1］朱雪萍.上海针灸杂志，1991，3：45.

［2］胡乃武，等.针灸临床杂志，1998，10：53-54.

［3］卜广平.中国针灸，1994，1：5.

◎ 治法（八）

【取穴】箕门：在大腿内侧，当血海与冲门连线上，血海穴上6寸。

快速取穴法：正坐屈膝，两腿微张开，于缝匠肌内侧缘，髌骨内上缘直上8寸处即是。

【穴性分析】本穴归于足太阴脾经，脾主运化水湿，故有健脾益气，清热祛湿、利水通淋之功，主治小便不通、遗尿、五淋等。

【操作】患者仰卧位，常规消毒双侧穴位皮肤后，取28 ~ 32号3寸的毫针，呈45度角斜刺入穴位皮下，使针尖向上，押手手指按压在穴位下方并向上用力，刺手同时将针尖向上推进，以使针感向上传导，采用泻法

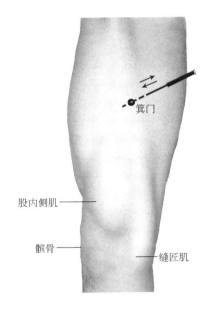

或平补平泻法，留针15 ~ 20分钟，隔5 ~ 10分钟依法行针1次，直到患者有排尿感时才出针。每日1次。

【来源】［1］杨松堤.中国针灸，1990，1：6.

［2］游阿香，等.福建中医药，1991，3：30.

第二十节　甲状腺功能亢进

简称"甲亢"，中医学称"瘿瘤"，是一种内分泌疾病。女性多见，表现为情绪易激动、失眠、心悸、心动过速、性情急躁、怕热、多汗，面赤、低热、食欲亢进、形体消瘦、手颤、眼突等。多因情志郁结，肝脾失调，郁而化火，耗伤心阴，痰瘀内结，经络凝滞所致。

◎ **治法（一）**

【**取穴**】腺体穴：甲状腺体中心。

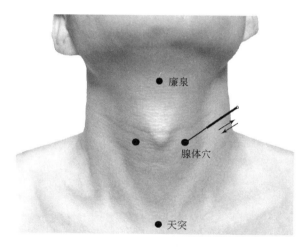

【**穴性分析**】本穴为治疗甲状腺功能亢进的奇穴。

【**操作**】取腺体中心（约当人迎部位），针刺时一手将腺体捏起，另一手持针呈30°刺入腺体中心部位，手法采用提插补泻。留针10分钟，一日1次或间日1次，注意避开大血管，并注意勿刺伤气管。

【**来源**】陈奕名，吴博文.针刺太冲穴和腺体穴治疗甲状腺功能亢进技术的规范化整理研究，2005.

◎ **治法（二）**

【**取穴**】太冲：在足背侧，当第1跖骨的后方凹陷处。

快速取穴法：足背，由第1、2趾间缝纹头向足背上推，至其两骨联合前缘凹陷中（约缝纹头上二横指）处即是。

【穴性分析】本穴为肝经原穴，是肝经原气留止之处，具有疏肝理气、活血化瘀、通经活络之功，为治疗甲状腺功能亢进的经验穴。

【操作】患者取坐位或仰卧位，双侧穴位常规消毒后，用5毫升一次性注射器套6号注射针头，抽取注射用水5毫升，医者用左手拇、食指固定穴位，右手持针快速刺进1分，针尖再呈45°向上斜刺，待有针感后若回抽无血，则缓慢将药液注入，每穴注射2.5毫升。每隔3日1次，一般4次即取得疗效，12次即可痊愈。

【来源】杨澍玉.针灸学报，1990，1：31.

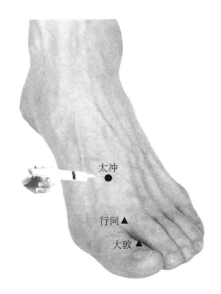

◎ 治法（三）

【取穴】人迎：在颈部，结喉旁，当胸锁乳突肌的前缘，颈总动脉搏动处。

快速取穴法：摸到颈部动脉搏动的内侧缘，平喉结处即是。

【穴性分析】本穴有清泄胃火、利咽消肿、解郁祛痰、软坚散结之功，主治咽喉肿痛、瘰疬、瘿瘤等。

【操作】患者取仰卧位，先常规消毒穴位局部皮肤，用30～32号1寸毫针，慢慢刺入穴位约0.5寸，医者手指迎着颈动脉的跳动，轻轻给予提插、捻转手法，往返3次即可起针，每日1次。

【来源】吕景山，等.单穴治病选萃.北京：人民卫生出版社，1993.

第二十一节 晕 厥

晕厥是一种突发性、短暂性、一过性的意识丧失和昏倒。系由于广泛性脑缺血导致大脑从原来常态供氧情况下，迅速陷入缺氧状态而引起，并在短时间内自然恢复。常因情绪激动、惊恐，或体弱疲劳、突然起立而诱发。

◎ 治法（一）

【取穴】内关：在前臂前区，腕掌侧远端横纹上2寸，掌长肌腱与桡侧腕屈肌腱之间。

【穴性分析】本穴归手厥阴心包经，心包为心之外卫，神明出入之窍，故有清心除烦、宁心安神、豁痰开窍之功，主治心悸、失眠、癫狂、痫证、郁证、眩晕、产后血晕等。

【操作】患者取坐位或卧位，按常规消毒取内关穴，快速进针，约1寸深，得气后，行提插手法行针20次左右（强刺激抑制手法），并嘱患者深呼吸2～3次。最后留针30分钟。每10分钟行针1次。

【来源】关世玲，曲勇.休克急救处理［J］.工企医刊，2005，4：72.

◎ 治法（二）

【取穴】素髎：在面部，鼻尖的正中央。

【穴性分析】本穴为督脉经穴，督脉入属于脑，故具有苏厥、开窍、安神之功，主治惊厥、昏迷、新生儿窒息等。

【操作】患者取坐位后仰，用左手拇、食指微捏鼻骨，右手持针向上刺入0.3～0.5寸，行捻转手法，针感以酸胀为度。或点刺出血数滴。

【来源】于彦平，针刺治疗急症体会［J］.中国中医急症，2011，20（5）：846.

第二十二节　血小板减少性紫癜

血小板减少性紫癜是由于血小板减少致使皮肤黏膜出现紫斑的疾病，多由于骨髓病变、感染、放射线和化学品的作用，脾脏功能亢进等原因所致。祖国医学认为，本病多由脾虚气弱、脾不统血所致，属斑疹范畴。

◎ 治法

【取穴】涌泉：在足底部，约足底2、3趾趾缝纹头与足跟连线的前1/3/与后2/3交点上。

【穴性分析】本穴为足少阴肾经井穴，可益气健脾，为治疗血小板减少性紫癜的经验要穴。

【操作】用小针刀在已消毒的涌泉穴切开，长3毫米，深2毫米，挤出小量皮下脂肪，酒精棉球按压10～15分钟。每次选用一个穴位，10日1次，100天

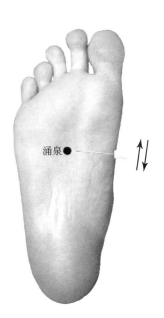

涌泉

为一疗程。

【来源】赵善英.小针刀割治治疗原发性血小板减少性紫癜［A］.首届国际针刀医学学术交流会论文集［C］，285-286.

第二十三节 头 痛

头痛是临床常见的症状，多见于急慢性疾病中，是指颅内外痛觉敏感的组织受到刺激而引起的头部的疼痛。祖国医学认为是外邪侵入经络，上犯巅顶，清阳之气受阻，或因脏腑功能失调，气血亏虚致使脑海空虚，多与肝脾肾有关，亦有因外伤跌仆或久病气滞血瘀所致。根据头痛的部位不同可分为偏头痛、前头痛、后头痛、巅顶痛等。

◎ 治法（一）

【取穴】液门：在手背部，当第4、5指间指蹼缘后与赤白肉际处。

【穴性分析】本穴为手少阳三焦经荥水穴，荥主身热，水性寒凉，故有清泻少阳风火，明目聪耳、利咽消肿之功，主治头痛、目赤、耳鸣、咽喉肿痛等。

【操作】穴位常规消毒，避开浅静脉，用毫针顺掌骨间隙刺0.5～1寸，左右捻转数次，局部有酸胀麻木感，向指端和臂肘放散，留针15～30分钟。

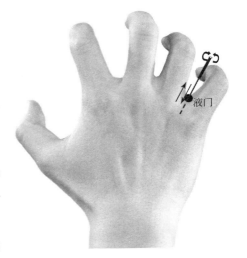

【来源】章华东.针刺液门穴治疗头痛87例效果观察［J］.沈阳部队医药，2007，20（3）：183.

◎ 治法（二）

【取穴】中渚：在手背部，环指本节的后方，第4、5掌骨间凹陷处。

【穴性分析】本穴归于手少阳三焦经，是其经气所注之处，具有清泻少阳风热实火、明目聪耳利咽之功，主治头痛、目眩、目赤、目痛、耳鸣、咽喉肿痛等。

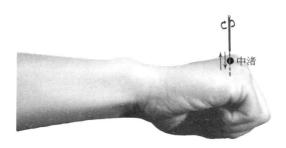

【操作】取双侧中渚穴，用毫针捻转直刺0.5～1寸深，以捻转提插强刺激手法，使针感上达肩部或头部，留针30分钟，每10分钟捻转1次，去针时直向外拔，此法用于治疗肝阳上亢型偏头痛。

【来源】赵建家.针刺中渚穴在临床上应用的体会［J］.时珍国医国药，2002，13（12）：741.

⊙ 治法（三）

【取穴】天牖：在颈侧部，当乳突的后方直下，平下颌角，胸锁乳突肌的后缘。

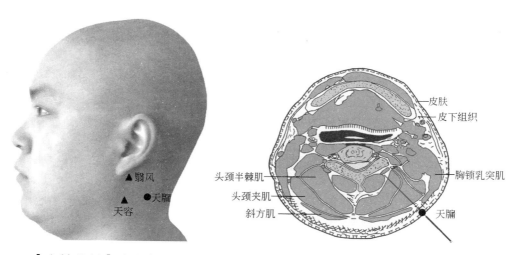

【穴性分析】本穴归于手少阳三焦经，具有清热利窍、祛风通络之功，主治头痛、头晕、面肿、目昏、暴聋等。《灵枢·寒热》：天牖治暴聋气蒙，耳目不明。本穴具有舒筋活络之功，主治项强等。

【操作】患者取俯卧位，用10厘米高的枕头垫在前胸，使头低下靠床，医生双手中指沿手少阳三焦经在颈项段循行路线上左右对照查找，具有突起顶手的压痛点，一般多在乳突后下方、胸锁乳突肌后缘、约平下颌角处的天牖穴触到，然后记上符号，患者的穴位处皮肤及医者的双手常规消毒，拇指触及天牖穴并深压至第1颈椎横突骨面作为押手，另一只手持针紧贴押手拇指甲快速刺入皮肤，缓慢进针至骨面，患者有明显的酸胀感，可放散至枕顶部，然后略提针沿骨边缘反复提插3～5次后留针20分钟出针。

【来源】柳百智.输刺天牖穴为主治疗颈源性头痛的临床体会［J］.光明中医，2008，23（5）：612.

◉ 治法（四）

【取穴】太阳：位于颞部，当眉梢与目外眦之间，向后约一横指的凹陷处。

【穴性分析】本穴在手少阳三焦经的循行路线上，具有三焦经腧穴的性能，能疏散风热、通络止痛，主治偏正头痛、牙痛、三叉神经痛等。

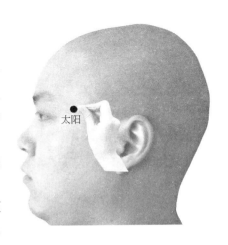

太阳

【操作】在太阳穴附近寻找暴露较明显的静脉血管，常规消毒后，用三棱针点刺出血，三棱针与皮肤呈20°～30°，深度0.5～1厘米，待血液自然流止，后加拔火罐3～5分钟，起罐后用消毒棉球擦拭干净。

【来源】郭长青.图解放血疗法.中国医药科技出版社，2011.

◉ 治法（五）

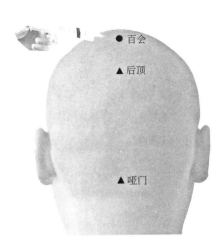

● 百会

▲ 后顶

▲ 哑门

【取穴】百会：在头部，当前发际正中直上5寸。

快速取穴法：（1）将耳郭向前折叠，两耳尖连线的中点处。

（2）坐位，前后发际连线中点向前一横指处。

【穴性分析】本穴归于督脉，居脑之上，督脉入属于脑，脑为元神之府，故本穴可调节神志，有开窍醒脑、息风化痰、定惊安神之功，主治尸厥、惊悸、中风不语、瘰疬、癫痫、癔病、耳鸣、眩晕等。

【操作】（1）水针法。取 5 毫升注射器套上 6 号针头，抽取相应药液后，常规消毒局部皮肤，将针快速刺入穴位，待局部有酸麻、胀痛感时，若回抽无血液，则将药液缓慢推入，术毕退针后，用消毒棉球按压针孔数分钟。隔日 1 次。

（2）透刺法。患者坐位或仰卧位，取 28 ~ 30 号 1 寸毫针，局部常规消毒后快速刺入穴位，然后以 40°沿颅骨向后斜刺进针（成人深 0.5 ~ 1 寸，儿童深 0.3 ~ 0.5 寸），待患者局部产生酸、麻、胀感时，给予强刺激的补泻手法，留针 20 分钟，每日 1 次。

（3）灸法。患者取端坐位，医者先将其穴位局部的头发分开，在穴位上涂以万花油或凡士林液，然后用艾绒做成麦粒大小的艾炷，并安放于穴位上，点燃令其完全烧尽为 1 壮，每次 3 ~ 5 壮，隔日 1 次。

【来源】[1]吕景山，等.单穴治病选萃.北京：人民卫生出版社，1993.

　　　　[2]白良川.上海针灸杂志，1997，6：23.

　　　　[3]施蔡未.实用中西医结合杂志，1990，4：225.

　　　　[4]葵绍金.新中医，1990，8：33.

◉ 治法（六）

【取穴】阳溪：在腕背横纹桡侧，手的拇指向上翘起时，当拇短伸肌腱与拇长伸肌腱之间的凹陷中。

快速取穴法：当拇指向上翘起，腕横纹前出现两条筋（即拇长伸肌腱和拇短伸肌腱），两筋与桡骨、桡骨茎突所形成的凹陷正中即是。

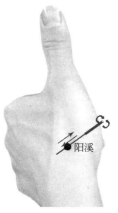

【穴性分析】本穴为手阳明大肠经经火穴，有清热散风、通经活络之功，除可治疗头面、五官疾患，神志病，胃肠疾患外，还可治疗咽喉、食道、手腕部疾患。

【操作】患者取坐位或仰卧位，常规消毒穴位局部皮肤后，用 28 ~ 32 号毫针，对准穴位快速斜刺入，进针 0.5 ~ 0.8 寸，待局部产生酸、麻、胀等得气感后，依病情施以补泻手法，留针 30 分钟，期间可间断行针 3 次。每天 1 次。本法对阳明经头痛效果较好。

【来源】承邦彦.针灸学报，1992，5：36.

◉ 治法（七）

【取穴】内关：在前臂内侧，当曲泽与大陵的连线上，腕横纹上 2 寸，掌长肌

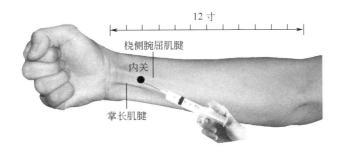

腱与桡侧腕屈肌腱之间。

快速取穴法：伸臂仰掌，微屈腕关节，从掌后第一横纹正中直上2横指，当掌长肌腱与桡侧腕屈肌腱之间即是。

【穴性分析】本穴为手厥阴心包经的络穴，别走手少阳三焦经，能沟通表里二经，具有祛风通络、活血止痛之功，主治偏头痛、中风、偏瘫、肘臂挛痛等。

【操作】（1）针刺法。患者取坐位或仰卧位，常规消毒穴位皮肤后，医者押手拇指指甲用力横切按压于内关、大陵穴之间的皮肤上（以阻断其向手部感传之通路），取28～30号2寸毫针，针尖向上快速刺入穴位，并预示其酸、麻、胀感觉向肘弯部扩散，进针后略加提插捻转，使患者感到酸胀感觉向肘部扩散，这样疗效较好。每日1次。

（2）水针法。患者取坐位或仰卧位，常规消毒穴位（按急性期交叉取穴，缓解期左右交替取穴为原则）皮肤后，用2毫升注射器套上6号注射针头，抽取适当的药液，然后快速将注射针头刺入穴位，待得气时可回抽一下，若无回血，则将药液缓慢注入，每穴1毫升。急性期每日1次，缓解期隔日1次，10次为一个疗程。

【来源】［1］陈德心.中医杂志，1964，5：26.

［2］于桂秋，等.针灸临床杂志，1999，12：10.

［3］叶德宝.针灸临床杂志，1996，12：17-19.

［4］成润娣，等.四川中医，1995，4：封3.

◎ 治法（八）

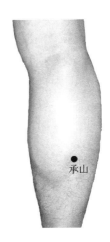

【取穴】承山：在小腿后面正中，委中与昆仑之间，当伸直小腿或足跟上提时，腓肠肌肌腹下出现尖角凹陷处。

快速取穴法：（1）直立，两手上举按着墙壁，足尖着地，足跟用力上提，小腿后正中的肌肉紧张而出现"人"字形，

"人"字尖下凹陷处即是。

（2）俯卧，下肢伸直，足跖挺而向上，其腓肠肌部出现人字陷纹，从其尖下取穴。

（3）侧卧，下肢伸直，腘横纹中央至外踝尖平齐处连线的中点即是。

【穴性分析】本穴归于足太阳膀胱经，具有疏通膀胱经气、祛风湿、散风寒、止痹痛之功，膀胱经通于脑，故本穴有安神定志之功，用以治疗头痛。

【操作】患者取俯卧位，常规消毒双侧穴位皮肤后，用26～28号2.5寸毫针，对准穴位快速直刺入，进针2.5寸左右，待局部产生酸、麻、胀等针感时，医者拇指向后轻微捻转毫针1～2分钟，留针20～30分钟，隔5分钟行针1次。每日1次。

【来源】吕景山，等.单穴治病选萃.北京：人民卫生出版社，1993.

◎ 治法（九）

【取穴】昆仑：在足部外踝后方，当外踝尖与跟腱之间的凹陷处。

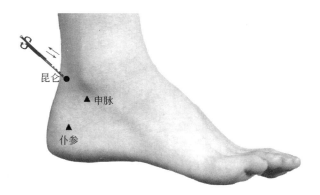

快速取穴法：正坐位垂足着地或俯卧位，经外踝尖作一水平线与跟腱外侧相交，则外踝尖与该交点的连线中点即是。

【穴性分析】本穴为足太阳膀胱经的经火穴，太阳主表，故本穴具有疏散风热、清头目、开鼻窍之功，主治头痛、目眩、鼻衄等。

【操作】患者取坐位，常规消毒双侧穴位皮肤，用28～30号1.5寸毫针，快速直刺入穴位，进针0.5～1寸深，得气后，医者的右手拇指向后轻微慢捻转毫针1～2分钟，使针感传到足小趾尖，根据病情施行提插捻转的补泻手法，直至患者头痛明显减轻或消失，留针15～20分钟。每日1次。

【来源】吕景山，等.单穴治病选萃.北京：人民卫生出版社，1993，170-171.

⊙ 治法（十）

【取穴】太溪：在足内侧，内踝后方，当跟腱与内踝尖之间的凹陷处。

快速取穴法：正坐或仰卧，由足内踝尖往后推至凹陷处（大约当内踝尖与跟腱间之中点）即是。

【穴性分析】本穴归于肾经，肾者属水性寒凉，且水以克火，故有滋阴液、降虚火之功，是治疗阴虚火旺的常用穴，主治头痛目眩、咽喉肿痛、耳鸣、耳聋、齿痛、咯血等。《通玄指要赋》：牙齿痛，吕细（太溪）堪治。

【操作】令患者平卧，常规消毒双侧穴位皮肤，用28～30号1.5寸毫针，沿内踝骨后缘向昆仑方向直刺，从天部刺到地部，左右捻转毫针，得气后，医者的右手拇指向前捻转，使患者自觉针下酸、麻、胀感，留针30分钟，隔10分钟行针1次。每日1次。轻者1次痛止。

【来源】吕景山，等.单穴治病选萃.北京，人民卫生出版社，1993.

⊙ 治法（十一）

【取穴】至阴：在足小趾末节外侧，距趾甲角0.1寸（指寸）。

快速取穴法：正坐垂足着地或仰卧，于足小趾爪甲的外侧缘与基底部各作一条直线，两线交点处即是。

【穴性分析】本穴为足太阳膀胱经井穴，具有疏散风热、清头目、开鼻窍之功，主治头痛、目痛鼻塞、鼻衄等。

【操作】患者取坐位，双侧穴位皮肤常规消毒后，用28～30号0.5～1寸毫针，浅刺穴位0.1寸，留针30分钟，隔5分钟捻转毫针半分钟左右，以病人能耐受为度。出针后任其出血或挤出血液2～3滴，以干棉球按压针孔片刻。每日或隔日1次，10次为一个疗程，以2个疗程为限。

【来源】谢兴生.中国针灸，1998，12：717.

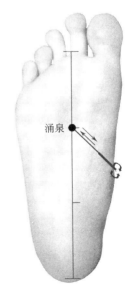

涌泉

⊙ 治法（十二）

【取穴】涌泉：在足底部，蜷足时足前部凹陷处，约当足底2、3趾趾缝纹头端与足跟连线的前1/3与后2/3的交点上。

快速取穴法：仰卧，五趾跖屈，再屈足掌，于足跖心前部正中凹陷处即是。

【穴性分析】本穴具有滋肾阴、降虚火、利咽喉之功，主治目眩、头痛、眼花、咽喉痛、舌干、失音等。《肘后歌》：顶心头痛眼不开，涌泉下针定安泰。

【操作】患者取仰卧位，常规消毒双侧穴位皮肤，用28～30号2寸毫针，快速直刺入1寸或向太冲方向斜刺1～2寸，运针得气后，根据患者忍受程度给予小幅度捻转或大幅度提插捻转，一般行针5分钟左右可见效，然后留针30分钟，期间可行针2～3次。每日1次，3次为一个疗程。

【来源】［1］蒋少舫.上海针灸杂志，1998，6：42.

［2］杨红霞.针灸临床杂志，1997，2：33.

第二十四节　梅核气

梅核气是指咽喉中有异常感觉，但不影响进食为特征的病证。如梅核塞于咽喉，咯之不出，咽之不下，时发时止为特征的咽喉疾病。相当于西医的咽部神经官能症，或称咽癔症、癔球。该病多发于壮年人，以女性居多。

⊙ 治法（一）

【取穴】天突：在颈部，当前正中线上，胸骨上窝中央。

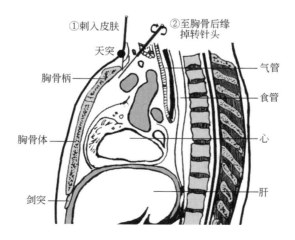

【穴性分析】本穴归于任脉，居于胸部中央，内通胸气，具有宽胸理气、和胃降逆、化痰散结之功，主治胸中气逆，噎膈，梅核气，瘿气等。

【操作】在天突穴直刺0.2寸，然后针尖转向下方，紧贴胸骨柄内后缘刺入1～1.5寸，待患者感到有明显掐勒或憋闷的感觉时即可出针，如患者无此感觉时，可松动针尖方向，使其达到掐勒憋闷难忍时为度。

【来源】何玉林.针灸治疗咽部异感症100例临床观察［J］.中西医结合与祖国医学，2011，15（7）：651.

◉ 治法（二）

【取穴】太冲：在足背部，当第1、2跖骨间隙的后方凹陷处。

【穴性分析】本穴为肝经原穴，是肝经原气留止之处，具有疏肝理气、活血化瘀、清利肝胆湿热之功。本穴位居于下，可治于上，具有疏散肝胆风热、清泻肝胆实火之功，主治胁痛、腹胀、黄疸、呕逆、月经不调、崩漏、疝气、梅核气、癃闭、咽痛等。

【操作】取双侧太冲穴，局部常规消毒后，迅速刺入，嘱患者做吞咽动作，得气后留针20分钟，每5分钟提插捻转10次。

【来源】姚子杨.针刺治疗梅核气［J］.实用中西医结合临床，2005，5（4）：54.

◉ 治法（三）

【取穴】丰隆：在小腿前外侧，当外踝尖上8寸，条口外，距胫骨前缘二横指（中指）。

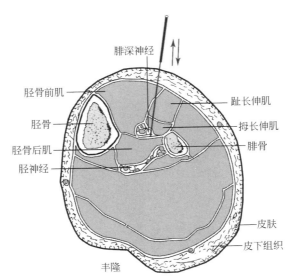

快速取穴法：正坐屈膝，外膝眼（犊鼻）穴与外踝前缘平外踝尖处连线的中点，距胫骨前脊约二横指处即是。

【穴性分析】本穴为足阳明胃经的络穴，阳明多气多血，故有通腑泻热、祛风化痰、开窍安神之功，主治头痛、头晕、癫狂、痫证、善笑等。如《玉龙歌》：痰多宜向丰隆寻。《甲乙经》：厥头痛，面浮肿，心烦狂见鬼，善笑不休，发于外有所大喜，喉痹不能言，丰隆主之。

【操作】患者坐位，双侧穴位皮肤作常规消毒，用28～30号1.5寸不锈钢毫针，针尖快速穿过穴位皮肤，直刺入1寸左右，得气后用提插之泻法，留针20分钟，隔5分钟行针1次。每日1次，12次为一个疗程，间隔5天进行第2个疗程。

【来源】肖俊芳.针灸临床杂志，1997，12：40.

第二十五节　失　眠

失眠又名"不寐"。是指睡眠时间减少，常伴有头晕、头胀、心烦、焦虑等，一般可分为：入睡困难，醒而不能再入睡；睡眠不实。祖国医学认为，主要有思虑过度，劳伤心脾；肝肾阴虚，肝阳偏亢而上扰君火；肾阴亏虚，心肾不交；心胆虚怯及脾胃不和等病因。

◎ 治法（一）

【取穴】神门：在腕部，掌侧横纹尺侧端，尺侧腕屈肌腱的桡侧凹陷处。

【穴性分析】本穴为手少阴心经原穴，是心经原气留止之处，为养心安神要穴，具有养心安神、益智定惊的作用，主治惊悸、怔忡、恍惚、健忘失眠、痴呆悲哭、癫狂痫证等症。

【操作】用1～1.5寸毫针，捻转行针1～2分钟，使患者感觉双臂酸沉，全身疲乏，有嗜睡之意为度，此时可不起针，保持室内安静，患者即可入睡。

【来源】王思雅，王建.针灸治疗失眠48例［J］.实用中医内科杂志，2012，26（7）：80.

◎ 治法（二）

【取穴】安眠：位于翳明与风池穴连线之中点后侧发际处。

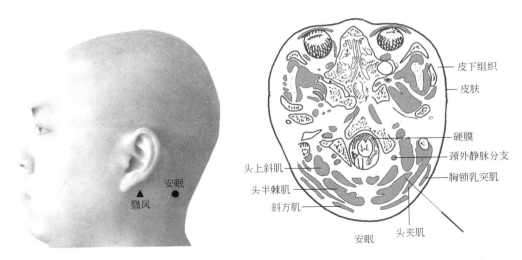

【穴性分析】本穴具有镇惊安神、清心化痰、开窍醒神之功，是治疗失眠、神志不安的经验穴，主治失眠、心悸、烦躁、眩晕、头痛、癫痫、癔病等。

【操作】局部常规消毒后，迅速刺入，进针1.5 ~ 2寸，左右捻转不提插，使针感达同侧枕部、项部和颞部，每日1次，10次为1个疗程。

【来源】杨立峰，朱月芹.电针安眠穴为主治疗失眠40例［J］.江宁中医学院学报，2005，7（6）：613.

◎ 治法（三）

【取穴】大陵：在掌横纹的中点处，当掌长肌腱与桡侧腕屈肌腱之间。

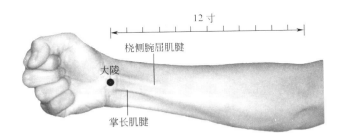

【穴性分析】本穴为手厥阴心包经之原穴，是心包原气所留止之处，具有宁心安神、宽胸理气、通阳活血、化痰开窍之功，主治心悸、心痛、失眠、癫狂、痫证、喜笑悲恐等。

【操作】患者仰手平放，掌臂伸直。从大陵进针沿尺、桡骨之间向外关穴直刺，得气后留针30分钟，每5分钟提插或捻动1次，使得气反应持续增强。

【来源】郭辉旸.程氏安神方治疗原发性失眠的临床研究［D］.福建中医药大学，2011.

◎ 治法（四）

【取穴】内关：在前臂内侧，当曲泽与大陵的连线上，腕横纹上2寸，掌长肌腱与桡侧腕屈肌腱之间。

快速取穴法：伸臂仰掌，微屈腕关节，从掌后第一横纹正中直上2横指，当掌长肌腱与桡侧腕屈肌腱之间即是。

【穴性分析】本穴归手厥阴心包经，心包为心之外卫，神明出入之窍，故有清心除烦、宁心安神、豁痰开窍之功，主治心悸、失眠、癫狂、痫证、郁证、眩晕、产后血晕等。

【操作】患者取仰卧位，常规消毒双侧穴位皮肤，用28 ~ 30号1.5寸毫针，针尖略向上斜刺进针，得气后，医者左手拇指按压在穴位局部的周围，右手根据病情行针（刺激量不宜过大），留针15 ~ 20分钟，每5分钟行针1次。每日1次，一般2 ~ 3次即可收到不同程度的效果。

【来源】吕景山，等.单穴治疗选萃.北京：人民卫生出版社，1993.

◎ 治法（五）

【取穴】心俞：在背部，当第5胸椎棘突下，旁开1.5寸。

快速取穴法：平双肩胛骨下角的椎骨为第7胸椎，由此椎骨往上推两个椎骨即为第5胸椎，其棘突下旁开食、中二横指处即是。

【穴性分析】本穴为心的背俞穴，是心气转输、输注之处，内通于心，具有养心安神、宁心定惊之功，主治心悸、惊悸、失眠、健忘、癫痫、心烦、梦遗等。

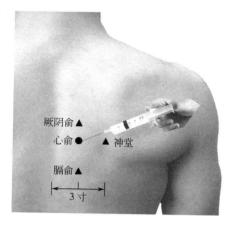

【操作】患者于睡前半小时取坐位，常规消毒一侧穴位皮肤后，用5毫升注射器套上6号注射针头，抽吸10%葡萄糖注射液1 ~ 3毫升，将针头快速刺入穴位，进针深度视病人体质和肥瘦而定，要求局部有麻胀感，如局部感觉明显者则注入葡萄糖可少些，不明显者稍多推注；实证者用泻法（快速推），虚证用补法（缓慢推注）。每晚1次，每次只取一侧穴位，

左右交替使用。10次为一个疗程，每个疗程间隔3～5天。共治疗63例，有效率92％，一般治疗后1小时左右即有睡意，多能安静入睡。

【来源】中国人民解放军第181医院失眠症治疗组.新中医，1976，5：50.

◎ 治法（六）

【取穴】涌泉：在足底部，蜷足时足前部凹陷处，约当足底2、3趾趾缝纹头端与足跟连线的前1/3与后2/3的交点上。

快速取穴法：仰卧，五趾跖屈，再屈足掌，于足跖心前部正中凹陷处即是。

【穴性分析】本穴为足少阴肾经的井穴，肾经之气犹如源泉之水，来源于足下，涌出灌溉周身四肢各处。涌泉穴位于足心，处于至阴之地，所以使阳生阴长，浮游之火下行复归命门肾宅，心神得安，入夜而得寐。

【操作】（1）药贴法。取朱砂3～5克，研成细末，用干净白布一块，先涂糨糊少许，后将朱砂均匀黏附于上，然后在睡觉前贴敷于双侧穴位（使用时应先用热水洗脚），外用胶布固定。本法对各种原因引起的失眠，疗效显著，一般1次即可见效。

（2）悬灸法。患者晚上临睡前，先用温热水泡脚10分钟，擦干后上床仰卧并盖好被褥，露出双脚，宁神镇静片刻；接着由患者家属将艾条点燃，对准涌泉穴施行温和灸，以患者感觉温热舒适不烫为度，每穴各灸15～20分钟。每日灸治1次，7日为一个疗程，治疗期间不用任何药物辅助。共治疗38例，经治疗2个疗程，痊愈21例，有效17例，总有效率为100％。

【来源】［1］张星耀.新中医，1988，8：26.

［2］任建军.中国针灸，2000，2：90.

◎ 治法（七）

【取穴】攒竹：在面部，当眉头陷中，眶上切迹处。

快速取穴法：患者皱起眉毛时，眉头内侧端隆起处即是。

【穴性分析】本穴归足太阳膀胱经，可用以治疗头痛、失眠、眉棱骨痛等。

【操作】患者取仰卧位，术者坐于床头，先给患者行开天门、分阴阳法3分钟；然后用左手固定患者头部，右手中指和无名指轻轻压按双侧攒竹穴，用揉法施行操作，力量以病人感到舒服及眼睑部沉重为宜，持续施术10～15分钟。每日1次，疗效明显。

【来源】严晓春.针灸临床杂志，2000，1：38-39.

第二十六节　眩　晕

　　眩晕就是头晕旋转，眼目昏花的一种常见病证。常伴有恶心、呕吐等症。祖国医学认为多与脾肝肾三脏有关，脾胃虚弱、气血生化不足，不能上达于头目；肾水不足，水不涵木，肝阳上扰清窍或痰湿上蒙清窍均可致眩晕。现代医学中"高血压""动脉硬化贫血""神经官能症""梅尼埃病""脑部肿瘤"引起的眩晕均属本病范畴。

◉ 治法（一）

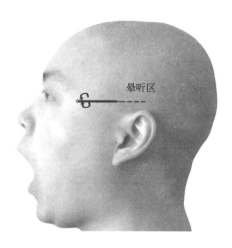

　　【取穴】头针眩听区：耳尖直上1.5厘米，向前后各行2厘米的水平线。

　　【穴性分析】焦氏头针刺激区之一。主治内耳眩晕症、耳鸣、听力减退、神经性耳聋、精神分裂症等。

　　【操作】用2.5寸的28号毫针快速进针至刺激区，持续捻转，每分钟180～200次，2～3分钟，间歇10分钟后再捻转，共捻转4次，出针。

　　【来源】头针治疗眩晕症疗效观察67例.中国医药指南，2010，8（20）：264.

◉ 治法（二）

　　【取穴】百会：在头部，当前发际正中直上5寸，或两耳尖连线中点处。

　　【穴性分析】本穴归于督脉，居脑之上，督脉入属于脑，脑为元神之府，故本穴可调节神志，有开窍醒脑、息风化痰、定惊安神之功，主治尸厥、惊悸、中风不语、瘛疭、癫痫、癔病、耳鸣、眩晕等。

　　【操作】取准百会穴，用龙胆紫做出标记，剪去约中指甲大头发，取艾绒少许做成

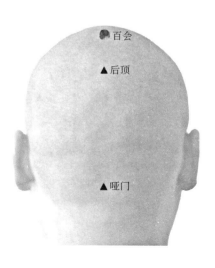

黄豆大小的艾炷，首次将两壮合并放在穴上，用线香点燃，当燃至1/2时，右手持厚纸片将其压熄留下残绒，以后连续加在前次的残绒上，每个艾炷燃至无烟为止，压力由轻至重，每次压灸25 ~ 30壮。使患者自觉有热力从头皮渗入脑内的舒适感。此法适用于治疗内耳性眩晕。

【来源】张荣伟.艾灸百会穴治疗内耳性眩晕66例［J］.上海针灸杂志，2006，22（8）：46.

◉ 治法（三）

【取穴】听宫：侧卧位，与外耳道相平，间隔耳屏。取穴时，嘱患者张口，耳屏前微下凹陷处，下颌髁状突后即是。

【穴性分析】本穴归于手太阳小肠经，位居耳部，为手足少阳、手太阳之会，小肠经与心经相表里，经气相通，本穴隶属于小肠经，具有清心安神、化痰息风之功，用以治疗癫疾、痫证、眩晕等。

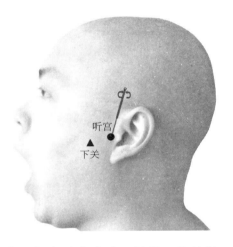

【操作】患者取仰卧位，常规消毒穴位局部皮肤后，用30 ~ 32号3寸长毫针，针尖向后下快速刺入，进针1.5 ~ 2寸深，使患者局部有酸麻胀感，并尽可能扩散至半侧面部，有时亦可有鼓膜向外膨胀的感觉，留针20 ~ 30分钟。每天1次，7次为一个疗程，效果满意。

【来源】吕景山，等.单穴治病选萃.北京：人民卫生出版社，1993.

◉ 治法（四）

【取穴】太冲：在足背侧，当第1跖骨的后方凹陷处。

快速取穴法：足背，由第1、2趾间缝纹头向足背上推，至其两骨联合前缘凹陷中（约缝纹头上二横指）处即是。

【穴性分析】本穴归于足厥阴肝经，具有平肝泻热、息风止痉之功，主治头痛、眩晕、小儿惊风、癫狂、痫证等。

【操作】（1）针刺法。患者取仰卧位，常规消毒双侧穴位皮肤，用28 ~ 32号2寸毫针，针尖斜向涌泉穴，快速刺入深1 ~ 1.5寸，运针得气后，行九六补泻手法，留针30 ~ 60分钟，隔10分钟行针1次。每日1次。

（2）水针法。患者取卧位，医者先用右手拇指在太冲穴周围寻找、切按，在找到痛点后用拇指纵横切按，常规消毒局部皮肤，用5毫升注射器套上6号针头，抽吸清开灵注射液2毫升，再吸苯甲醇0.5毫升，然后快速刺入穴位皮下，进针1寸左右，行提插捻转，得气后若抽无回血，则缓慢推入药液，每穴各半量。隔日1次，7次为一个疗程，休息5天后再作第2个疗程。

【来源】［1］吕景山，等.单穴治病选萃.北京：人民卫生出版社，1993.

［2］潘德新.天津中医，1996，1：22.

◉ 治法（五）

【取穴】列缺：在前臂桡侧缘，桡骨茎突上方，腕横纹上1.5寸，当肱桡肌与拇长展肌腱之间。

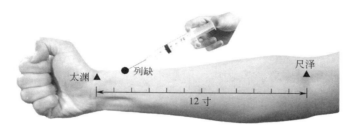

快速取穴法：（1）两手张开虎口，垂直交叉，一侧食指压于另一侧的腕后桡侧高突处，当食指所指处赤白肉际的凹陷处即是。

（2）握拳，掌心向内，手腕稍下垂，腕后桡侧可见一高突骨，其上方用力握拳时可见之凹陷即是。

（3）立拳，把拇指向外上方翘起，先取两筋之间的阳溪穴，在该穴上1.5寸的桡骨茎突中部有一凹陷即是。

【穴性分析】本穴为手太阴肺经的络穴，可通调与之相表里的手阳明大肠经的脉气。《四总穴歌》云："头项寻列缺"，故头项部的疾病均可用列缺穴治疗，可治头痛、眩晕、落枕、肩关节周围炎等。

【操作】（1）针刺法。患者取坐位或仰卧位，常规消毒双侧穴位局部皮肤，用28～30号1寸毫针，针尖逆经快速平刺入0.5寸左右，得气后，施行平补平泻手法5分钟，留针40分钟，隔5分钟行针1次。每日1次，10次为一个疗程，休息3天后再行下一个疗程，以3个疗程为限。

（2）水针法。患者坐位，常规消毒穴周皮肤，用2毫升注射器套上5号针头，抽取复方丹参注射液1毫升，逆经方向平刺入穴位，进针约0.5寸深，待局部有酸、麻、胀感后，若抽无回血时，则缓慢地注入药液，每穴0.5毫升，出针后稍按压针孔片刻。隔日1次，5次为一个疗程，以2个疗程为限。

【来源】[1]李小宁.新中医，1995，1：36.

[2]孙玉成，等.中国针灸，1998，3：174.

◉ 治法（六）

【取穴】阳陵泉：在小腿外侧，当腓骨头前下方凹陷处。

快速取穴法：正坐，屈膝成直角，膝关节外下方，腓骨小头前缘与下缘交叉处有一凹陷即是。

【穴性分析】本穴归于足少阳胆经，为其下合穴，取阳陵泉和调少阳以治本，可和解少阳，益气升阳，降痰化饮以治疗眩晕。

【操作】（1）水针法。患者取仰卧位，常规消毒双侧穴位皮肤后，用2毫升无菌注射器套上5号齿科封闭针头，抽取654-2注射液10毫克，接着将针头快速刺入穴位，稍加提插，待局部有酸胀感并向下肢放散时，回抽针栓后查看无回血，则缓慢注入药液，每穴5毫克。每日1次，3次为一个疗程。

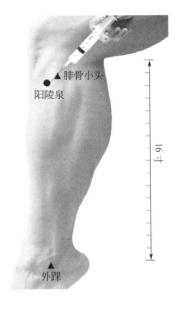

（2）艾灸法。患者取坐位，用万花油点蘸穴位，取艾绒制成麦粒大小艾炷，直接置于双侧阳陵泉上点火施灸，不等艾火烧到皮肤，当病者感觉局部皮肤有灼热感时，即用镊子将艾炷夹去再灸，每穴7壮，以局部皮肤发生红晕为止。每日1次，一般即刻可取得疗效。

【来源】[1]段发高.新中医，1992，12：32.

[2]张连生.中国针灸，1998，3：175-176.

◉ 治法（七）

【取穴】足三里：在小腿前外侧，当犊鼻穴下三寸，距胫骨前缘一横指（中指）。

快速取穴法：（1）正坐屈膝成直角，由外膝眼（犊鼻）往下四横指，距胫骨约一横指（中指）处即是。

（2）站位，用同侧手张开，虎口围住髌骨上外缘，四指直指向下，中指尖的所指处即是。

（3）正坐屈膝，以本人之手按在膝盖上，食指抚着膝下胫骨，当中指尖着处即是。

（4）正坐屈膝，用手从膝盖正中往下摸取胫骨粗隆，在胫骨粗隆外下缘直下1寸处即是。

【穴性分析】本穴为足阳明胃经的合穴，为机体强壮要穴，具有益气养血、健脾补虚、扶正培元之功，主治头晕、心悸、气短、耳鸣、产后血晕、中风脱症等。

【操作】患者仰卧位，常规消毒双侧穴位皮肤，用5毫升注射器套5号牙科穿刺针，抽取适当药液，垂直快速刺入穴位，进针1.5寸左右，待病者感到酸、麻、胀感时，若回抽无血，则将药液缓慢推入，出针后按压针孔片刻即可。

【来源】［1］徐健康，等.中国针灸，1995，4：55.

［2］范新发.河北中医，1990，2：42.

第二十七节　枕神经痛

枕神经痛较为常见，枕神经痛可分为原发性枕神经痛和继发性枕神经痛。原发性枕神经痛多发于青壮年，而且发病前大多有受凉、劳累、潮湿、不良姿势的睡眠等诱因。最常见的是继发于上呼吸道感染之后。属祖国医学头痛范畴。

◉ 治法（一）

【取穴】风池：在项部，当枕骨之下，与风府平，胸锁乳突肌与斜方肌上端之间的凹陷中。

【穴性分析】本穴为足少阳、阳维之会，阳维为病苦寒热，故有祛风散邪解表的作用，是治疗表证的常用穴，主治感冒、头痛、热病初期、疟疾、颈项强痛等。《伤寒论》：太阳病，初服桂枝汤，反烦不解者，先刺风池、风府。

【操作】患者取坐位，头稍俯下，针刺部位常规消毒。针尖微向下，向咽喉方向刺入1.5寸；行捻转手法，产生针感，捻转1分钟后休息20分

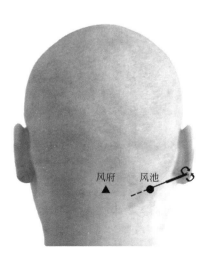

钟，再次捻转1分钟后出针，每日1次。

【来源】王海琴，张晓宁.针刺治疗枕神经痛46例［J］.河南中医，2011，31（5）：482.

◉ 治法（二）

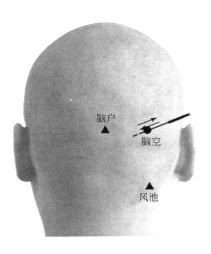

【取穴】脑空：位于头部，当枕外隆凸的上缘外侧，头正中线旁开2.5寸，平脑户。

【穴性分析】本穴归于足少阳胆经，为足少阳、阳维之会，具有祛风通络、息风止痉、开窍安神之功，主治头痛、癫痫、惊悸等。本穴还具有舒筋活络、散寒止痛之功，主治颈项强痛等。

【操作】局部常规消毒后取直径0.45毫米1～2寸不锈钢针，从风池向乳突内侧方向及痛点刺入，从天柱向乳突后下方和头上方及痛点刺入，得气后行捣法，每穴10～15下，留针30分钟，留针期间手法提捣2次。若双侧痛则取双侧穴。

【来源】冯军.捣法针刺治疗枕神经痛临床应用研究［J］.中国中医急症，2010，19（7）：1111.

第二十八节　癫　痫

癫痫俗称"羊痫风"，是一种反复发作的短暂脑功能失常。其特点是突然倒地，不省人事，口吐涎沫，四肢抽搐，醒如常人。以发病突然，持续时间短暂，易反复发作为特征。与肝脾肾有关，祖国医学认为是风痰气逆所致。

◉ 治法（一）

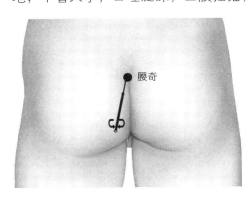

【取穴】腰奇：在督脉正中线，骶椎的棘突近下方，尾骶骨直上2寸。

【穴性分析】本穴为位于腰部的奇穴，具有温肾阳、滋肾阴、强腰脊、祛风化痰，理气降逆之功，主治癫痫，失眠，头痛，便秘等病证。

【操作】穴位常规消毒，用3～3.5寸毫针，针尖沿脊椎向上，进针2～2.5寸。

【来源】张三元，姚一.针灸治疗癫痫概况［A］.中国医师协会神经外科医师分会第六届全国代表大会论文汇编，2011：407.

⊙ 治法（二）

【取穴】四神聪：在头顶部，当百会穴的前后左右各1寸处，共有4个穴位。

快速取穴法：取两耳尖的连线中点，然后以它为圆心，以一横指（约1寸）为半径作一个圆，该圆周与两耳尖连线及前后正中线的4个交点即是。

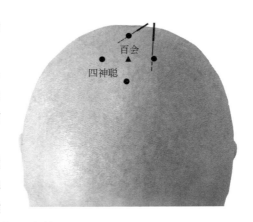

【穴性分析】本穴近百会，居于脑巅之上，脑为元神之府，故有镇惊安神、养血健脑、化痰开窍之功，主治失眠、健忘、癫痫、头痛、眩晕、脑积水、大脑发育不全等。

【操作】常规消毒穴位局部皮肤后，医者取28～30号1寸不锈钢毫针，用押入式进针法将毫针快速刺入，针体与皮肤成15°进入帽状腱膜0.3～0.5寸，针尖向前向后或向左向右均可，然后施行平补平泻的手法，待患者局部产生酸、麻、胀的感觉时，则可留针20～30分钟，期间要行针数次或接电针治疗仪治疗。或者进针后，前四神聪穴以45°向面部斜刺入，后四神聪穴以45°向脑后斜刺入，左右四神聪两穴则以90°直刺入，深度约0.2～0.3寸，一般可留针30分钟，期间多数不用行针，若癫痫发作次数频繁者可酌情延长留针时间。本针法的远近期疗效都很理想，尤其对小儿患者更加适宜。

【来源】［1］纪表山，等.吉林中医药，1982，1：41-43.

［2］连云港市新浦人民医院针灸科.江苏中医，1964，12：22-23.

⊙ 治法（三）

【取穴】涌泉：在足底部，蜷足时足前部凹陷处，约当足底2、3趾趾缝纹头端与足跟连线的前1/3与后2/3的交点上。

快速取穴法：仰卧，五趾跖屈，再屈足掌，于足跖心前部正中凹陷处即是。

【穴性分析】本穴为足少阴肾经井穴，肾经交接于心经，故可调节心气，具有开窍醒神、泻热苏厥之功，主治昏厥、中暑、中风、癫痫等。

【操作】患者取仰卧位，常规消毒双侧穴位皮肤，用28～30号1.5寸毫针，快速直刺入穴位0.5寸，顺时针方向捻转毫针针柄，发作期予强刺激，间歇平稳时予弱刺激，留针30分钟，隔5～10分钟行针1次。每日1次，14天为一个疗程，以3个疗程为限。配合中药荜茇口服，取500克研末，早晚各服5克，连续50天服完。

【来源】詹成标.中国针灸，1998，7：422.

◎ 治法（四）

【取穴】神门：在腕部，腕掌侧横纹尺侧端，尺侧腕屈肌腱的桡侧凹陷处。

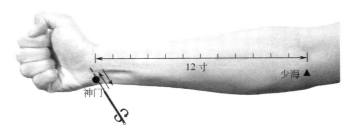

快速取穴法：仰掌，手掌小鱼际上角有一突起圆骨，其后缘向上可扪及一条大筋，这一大筋外侧缘（桡侧缘）与掌后腕横纹的交点即是。

【穴性分析】本穴为手少阴心经原穴，是心经原气留止之处，为养心安神要穴，具有养心安神、益智定惊的作用，主治惊悸、怔忡、恍惚、健忘失眠、痴呆悲哭、癫狂痫证等症。

【操作】患者取坐位或仰卧位，双侧穴位皮肤常规消毒，用28～30号1.5寸毫针，针尖向大陵方向快速刺入穴位，进针1～1.3寸，以透刺至大陵穴为度，得气后施行捻转补泻手法，留针30分钟。每日1次，效果满意。

【来源】吕景山，等.单穴治病选萃.北京：人民卫生出版社，1993.

第二十九节　三叉神经痛

三叉神经痛是指在三叉神经分布范围内的反复发作性的短暂的剧烈疼痛。多见于中年人，女性多于男性。疼痛呈发作性、刀割样、撕裂样或烧灼样剧痛，持续时间为数十秒到数分钟。疼痛常因说话、咀嚼、刷牙或触摸面部某一区域而诱发。这种激发点称为"扳机点"，属祖国医学"面痛"范畴。

⊙ 治法（一）

【取穴】第一支痛：太阳透下关；第二支痛：下关；第三支痛：颊车透大迎。

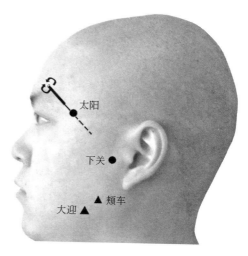

太阳位于颞部，当眉梢与目外眦之间，向后约一横指的凹陷处。下关位于面部耳前方，当颧弓与下颌切迹所形成的凹陷中。颊车位于面颊部，下颌角前上方的一横指，当咀嚼时咬肌隆起、按之凹陷处。大迎在下颌角前方，咬肌附着部前缘，当面动脉搏动处。

【穴性分析】太阳穴在手少阳三焦经的循行路线上，具有三焦经腧穴的性能，能疏散风热、通络止痛，主治偏正头痛、牙痛、三叉神经痛等。

下关穴为足阳明、少阳之交会穴，能疏散少阳风热、清泻阳明胃火，有清热开窍、通络止痛之功。主治齿痛、面痛、耳聋、耳鸣等。

颊车穴归于足阳明胃经，具有清胃泻火、清消止痛之功，主治颊肿、齿痛、失音等。

大迎穴具有疏散风热、通络止痛之功，主治颊肿、齿痛、牙关脱臼、瘰疬、颈痛等。

【操作】直刺针尖一定要接触骨面，斜刺针体一定要紧贴骨面。一般捻转10分钟，不用提插，刺激的强弱根据病人体质和耐受程度而定。

【来源】莫凤海.一穴多针治疗三叉神经痛68例［J］.中国针灸，2004，24（8）：530.

⊙ 治法（二）

【取穴】下关穴：在面部耳前方，当颧弓与下颌切迹所形成的凹陷中。

【穴性分析】下关穴为足阳明、少阳之交会穴，能疏散少阳风热、清泻阳明胃火，有清热开窍、通络止痛之功。主治齿痛、面痛、耳聋、耳鸣等。

【操作】局部常规消毒后取2寸毫针，从患侧下关穴进针，针尖向对侧的下颌角方向刺入，当触电样感觉传至患侧下颌时，提插20 ~ 50次，以增强针感，一般均刺入1 ~ 1.5寸，隔日1次。

【来源】郑士立，葛佳伊，宋丰军.下关穴深刺配合电针治疗三叉神经痛45例

[J].浙江中医杂志，2008，43（8）：471.

◎ 治法（三）

【取穴】下颌：在下颌骨体下缘，距下颌角1.5 ～ 2厘米，下颌切迹内侧面凹陷处。

【穴性分析】本穴为治疗头面部疾病常用穴。

【操作】局部常规消毒，进针后用强刺激手法，再通脉冲电15 ～ 20分钟，留针20 ～ 30分钟。

【来源】倪一峰.针刺下颌穴治疗三叉神经下颌支痛15例［J］.中医杂志，1080，10：85.

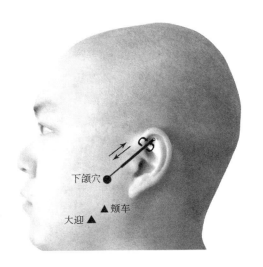

第三十节　面神经麻痹

面神经麻痹，俗称"吊线风"，祖国医学称为"口眼㖞斜"。认为是气血虚弱，经络空虚，感受风寒之邪所致。表现为面部向健侧㖞斜，前额无皱纹，闭眼时眼睑有裂缝，口角下坠，鼻唇沟平坦，患侧不能做皱眉、闭眼、鼓气、露齿等动作。现代医学认为乃寒冷刺激，病毒感染或风湿等导致面神经发炎所致。

◎ 治法（一）

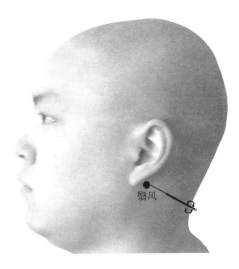

【取穴】翳风：在耳垂后方，当乳突与下颌角之间的凹陷处。

【穴性分析】本穴归于手少阳三焦经，为手、足少阳交会穴，近于耳，具有祛风清热、息风解痉、通络开窍之功，主治耳鸣、耳聋、口眼㖞斜，牙关紧闭，颊肿，瘰疬等。

【操作】针刺翳风穴时，针尖须向鼻尖方向进针，刺到1～1.5寸深时，使患者有酸麻胀感，扩散到面部为度，主要用泻法，刺后对于患侧，如眼睑周围、唇角、眉头、眉梢、额、颊部等，让患者自行按摩，使各部皮肤发热。每日针刺1次，10次为1个疗程，还可以翳风穴为主，配以颊车、地仓、水沟、承浆、攒竹、四白、合谷穴，体弱者配足三里。

【来源】陈兴良.试论翳风穴在面瘫治疗中的地位［J］.中医外治杂志，2009，18（5）：58.

◉ 治法（二）

【取穴】阳陵泉：在小腿外侧，当腓骨头前下方凹陷处。

快速取穴法：正坐，屈膝成直角，膝关节外下方，腓骨小头前缘与下缘交点凹陷处即是。

【穴性分析】本穴归于足少阳胆经，为八会穴之一，筋之会，具有舒筋活络、祛风除湿、活血散寒、疏利关节、通痹止痛之功，是治疗筋脉麻痹之要穴。

【操作】患者取坐位或仰卧位，常规消毒患侧穴位皮肤，用28～30号1.5寸毫针，针尖略向下快速刺入穴位，进针1.2寸左右，待局部产生酸、麻、胀等得气感觉后，施行平补平泻手法，尽量使针感下传至足趾，留针20～30分钟，隔10分钟行针1次。每日1次，一般3～10次可治愈。

【来源】吕景山，等.单穴治病选萃.北京：人民卫生出版社，1993.

◉ 治法（三）

【取穴】后溪：在手掌尺侧，微握拳，当小指本节（第5掌指关节）后的远侧掌横纹头赤白肉际处。

快速取穴法：（1）仰掌，握拳，第5掌指关节后，有一皮肤皱襞起，其尖端即是。

（2）仰掌，半握拳，手掌第二横纹尺侧端即是。

（3）仰掌，半握拳，手掌尺侧，小指掌指关节后，即第5掌骨头后缘凹陷处，其手掌面、背面交界线（即赤白肉际）即是。

【穴性分析】本穴为手太阳小肠经输穴，输主体重节痛，故有散风寒、祛风湿、通经络、止痹痛之功，又为八脉交会穴之一，通于督脉，是治疗头项疾病的要穴。

【操作】患者取仰卧位并微握拳，常规消毒患侧后溪穴皮肤，用28～30号2

寸毫针，对准穴位快速刺入，进针0.5 ~ 1寸，得气后，采取提插、捻转相结合的手法，15分钟捻转提插毫针1次，留针30分钟。隔日针刺1次，7次一个疗程。患者还需用珍珠透骨草90克，清水浸泡30分钟后，煎20分钟，取其药液300毫升，分2次口服，每日1剂。

【来源】王雪英.中国针灸，2000，5：274.

◎ 治法（四）

【取穴】颊车：在面颊部，下颌角前上方约一横指，当咀嚼时咬肌隆起，按之凹陷处。

快速取穴法：（1）食指第一指关节宽度，由下颌角前上方量一横指处即是。

（2）由下颌角向前上方摸有一凹陷，用手指掐切有酸胀感，上下牙齿咬紧时局部有一肌肉隆起处即是。

【穴性分析】本穴归于足阳明胃经，位居面颊，具有息风活络、止痉之功，主治口眼㖞斜、牙关紧闭等。

【操作】（1）药敷法。取1枚巴豆剥仁后重力压碎，贴敷于患侧穴位上，外用消毒敷料覆盖，胶布固定，同时亦可配合热敷。本法对病程在10日以内的患者疗效较好，而病程3个月以上的患者则效果欠佳。

（2）穴位系发法。穴位（本法一般仅在患侧的穴位上施术）局部皮肤常规消毒之后，用持针器夹住带有5 ~ 6厘米已消毒的发丝的皮肤缝合针，从颊车穴的一侧快速刺入，穿过穴位下方的皮下组织，从穴位的另一侧穿出；然后用两把镊子同时分别夹住发丝的两头，放松皮肤，轻轻按揉局部，使发丝不紧不松地埋入皮下组织里；最后系上发丝的两头，敷盖上纱布即可。隔日1次，1周为一个疗程。本法适用于各种类型的面瘫，尤其对急性面瘫有特殊疗效。

【来源】［1］张云兰，等.中国针灸，1996，3：28.

［2］N9,il,等.中国针灸，1995，2：30.

◎ 治法（五）

【取穴】颧髎：在面部，当目外眦直下，颧骨下缘凹陷处。

快速取穴法：经目外眦作一条地面的垂直线，再经鼻翼下缘引一条地面的平行线，此两线的相交点即是。

【穴性分析】本穴归于手太阳小肠经，具有息风通络之功，主治口眼㖞斜、眼睑瞤动等。

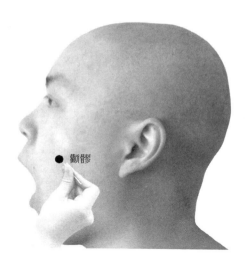

【操作】患者取坐位或仰卧位，医者先在穴周用左手拇、食指向穴位中央推按，然后常规消毒患侧穴位皮肤，用细三棱针快速刺入穴位 1 ~ 2 分深，随即将针迅速退出，双手指轻轻挤压针孔周围，使出血 3 ~ 5 毫升，最后用消毒棉球按压针孔片刻。每天 1 次，初起者一般 7 次即可获愈，如不能康复则每隔 2 ~ 3 天放血 1 次，5 次为一个疗程，继续 3 ~ 4 个疗程，疗程间休息 5 天。

【来源】吕景山，等.单穴治病选萃.北京：人民卫生出版社，1993.

第三十一节　面肌痉挛

面肌痉挛是一种中老年妇女多发的常见病。表现为面部肌肉呈阵发性不规则不自主的抽搐。通常多见于眼睑、口角、颊部，精神紧张、过度疲劳时加重，入睡后停止。

◉ 治法（一）

【取穴】四白：位于面部，瞳孔直下，眼眶下缘之眶下孔凹陷处。

【穴性分析】本穴归足阳明胃经，有祛风通络、息风止痉之功，用以治疗眼睑瞤动、口眼㖞斜、眩晕、头面疼痛等。

【操作】取患侧，从承泣稍下方呈 45°向下进针，深 0.5 ~ 1 寸，得气后强刺激，每隔 5 分钟捻转 1 次，留针 30 分钟，隔日 1 次，7 次为 1 个疗程。

【来源】许广里，全松浩.针刺治疗面肌痉挛临床观察［J］.吉林中医药，2012，32（6）：632.

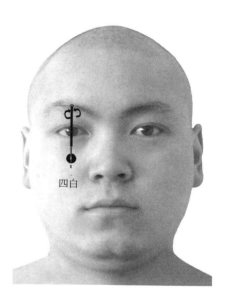

四白

◎ 治法（二）

【取穴】后溪：握拳，第五指掌关节后尺侧，横纹头赤白肉际处。

【穴性分析】本穴为手太阳小肠经输穴，输主体重节痛，故有散风寒、祛风湿、通经络、止痹痛之功，又为八脉交会穴之一，通于督脉，是治疗头项疾病的要穴。

【操作】施捻转提插手法，病人明显得气后，用大幅度捻转2～3次，再行提插手法5～7次，使有强的针感，以病人能耐受为度，每3～5分钟重复手法1次，待症状消失后，留针30分钟。如进针10分钟，症状无减轻者，取对侧后溪穴，用同样手法，每日1次。

【来源】李相昌，王莉.后溪穴性及临床应用举例［J］.上海中医药杂志，2004，38（5）：44-45.

第三十二节　肋间神经痛

肋间神经痛是指一支或几支肋间神经支配区的发作性的、剧烈的、沿肋间神经放散的疼痛。疼痛区域查体可见感觉过敏，相应脊柱旁有明显压痛，属祖国医学"胸胁痛"范围，多与肝气郁结有关。

◎ 治法

【取穴】夹脊：位于相应脊椎棘突下旁开0.5寸。

【穴性分析】本穴位于胸腰椎两旁，具有祛风除湿、通利关节、舒筋活络、散寒止痛之功，主治腰背痛，上、下肢疼痛麻木等。

【操作】取疼痛相应节段的夹脊穴，用2寸毫针，进针后针尖向脊柱方向斜刺，针深达1.5寸，患者有电击样感觉向前沿肋间扩散，留针30分钟，留针期间捻转2次。

【来源】秦莉芳，樊凌云.华佗夹脊穴治疗肋间神经痛30例临床观察［J］.内蒙古中医药，2009，4：32.

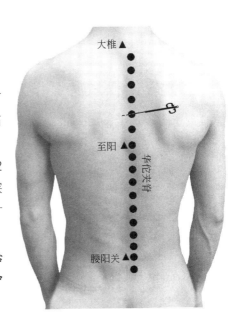

大椎 ▲

至阳 ▲

华佗夹脊

腰阳关 ▲

第三十三节　胁　痛

胁痛是指一侧或两侧胁肋疼痛而言，多因七情郁结，肝气失其条达，经络受阻；或因闪挫络脉瘀阻等所致。胁痛是肝胆疾病中常见的症状，临床有许多病证都是依据胁痛来判断其为肝病或系与肝胆有关的疾病。

◎ **治法（一）**

【取穴】阳陵泉：在小腿外侧，当腓骨小头前下方凹陷处。

【穴性分析】本穴归于足少阳胆经，为其下合穴，善治胆疾，具有疏肝理气、清热利湿、利胆退黄、和胃止呕之功，主治胁肋痛、呕吐、口苦、黄疸等。

【操作】以快速捻转进针，深1.5寸，得气后，施以泻法，病者疼痛立刻减轻，留针半小时。一侧胁痛针患侧，两侧胁痛针双侧。同时要求患者行深呼吸、咳嗽、做举臂动作，或原来会引起疼痛加剧的动作。留针20分钟，不行针。

【来源】王建，王艳.一针一罐治胁痛60例［J］.中国针灸，2008，S1：124.

◎ **治法（二）**

【取穴】内关：位于前臂内侧，腕横纹上2寸，掌长肌腱和桡侧腕屈肌腱之间。

【穴性分析】本穴为八脉交会穴之一，通于阴维，阴维与冲脉合于心、胸、胃，故有宽胸理气、和胃止痛、降逆止呕之功，主治心痛、胸痛、胃痛、呕吐、呃逆等。

【操作】用75%酒精棉球常规消毒，应用1.5寸毫针刺入内关1寸，以针感向上臂掌内侧传导为佳。采用平补平泻手法，留针30分钟，间隔5分钟加强刺激，同时嘱患者随着针刺深呼吸。每日1次，10次为1个疗程。

【来源】冯跃国.针刺内关穴治疗胁痛34例临床观察［J］.针灸临床杂志，2000，16（1）：39.

第三十四节　癔　病

癔病又称歇斯底里，是一种多见的神经官能症。本病是在歇斯底里性格的基础上伴有精神因素而引起，女性多见。临床表现有精神、感觉、运动及植物神经等方面的症状。精神方面可表现为精神错乱、时哭时笑、手舞足蹈，乱唱乱骂；运动方面可表现为瘫痪、失语、失明等。

⊙ 治法（一）

【取穴】后溪：在手掌尺侧，微握拳，当小指本节后的远侧掌横纹头赤白肉际处。

【穴性分析】小肠经与心经相表里，本穴归于小肠经，可调心经之气，具有清心安神之功，主治癫、狂、痫、脏躁等症。《拦江赋》：后溪专治督脉病，癫狂此穴治还轻。《通玄指要赋》：痫发癫狂兮，凭后溪而疗理。

【操作】用75%酒精棉球常规消毒，应用1.5寸毫针刺入后溪穴，边捻转边询问病人感觉，一般病人均在1～3分钟内喊"疼"而获得痊愈。此法治疗癔病性失音。

【来源】程怀孟.针刺后溪穴治癔病性失音［J］.中国中医药报，2010-02-04.

⊙ 治法（二）

【取穴】根据病变所在部位选择与疾病相关的神经走行选取神经点，如下肢瘫痪取坐骨神经点。

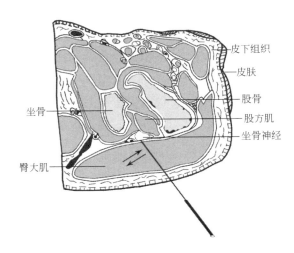

【操作】用自制的直径为0.5～1mm粗的不锈钢丝做成不同长度的弹拨针，选好刺激点后，皮肤常规消毒，快速刺入皮肤后，一边缓慢进针，一边与神经干成垂直方向轻轻划动针体，达到患者自感出现触电感；旁观者可看到肌肉跳动；操作者手下有一种弹弦感。强度：①强刺激：弹拨10～15下；②中刺激：弹拨5～10

下；③弱刺激：弹拨1~5下。术者出针，用棉球压迫针眼片刻。要求：必须出现较好的针感。针感不好表示没有刺激到神经干，需要调整针刺的深度和方向。

【来源】张秀芬，王霞.粗针弹拨法治疗瘫病228例疗效分析［J］.世界中西医结合杂志,2011，6（12）：1061-1063.

◎ 治法（三）

【取穴】通里：在前臂掌侧，当尺侧腕屈肌腱的桡侧缘，腕横纹上1寸。

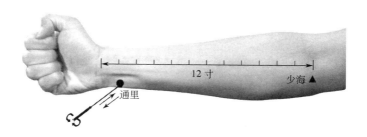

快速取穴法：仰掌，手掌小鱼际小角有一突起圆骨，其后缘向上可摸到一条大筋，沿着这条大筋之外侧缘（桡侧）向上一横指（拇指）处即是。

【穴性分析】本穴归于手少阴心经，具有宁心安神之功，主治心悸怔忡、惊恐等。如《外台秘要》：通里主……卒心中懊恼，悲恐，癫，少气，遗溺。

【操作】患者取坐位或仰卧位，常规消毒双侧穴位皮肤，用28~30号1寸不锈钢毫针，对准穴位快速刺入，给予提插手法，待局部产生酸、麻、胀等得气感后，施行补法，即拇指向前、食指向后作同一方向的轻轻捻转，当轻捻不动时，将毫针针柄向患者的手指方向扳倒，使针尖朝对上臂，尽量使针感向肘及上臂传导，然后持针静待2分钟，留针15~20分钟。使用本法治疗，一般1次即可获愈。

【来源】［1］何金贵.中医杂志，1981，1：72.

　　　　［2］吕景山，等.单穴治病选萃.北京：人民卫生出版社，1993.

　　　　［3］张丹凤，等.针灸学报，1991，3：51.

◎ 治法（四）

【取穴】内关：在前臂内侧，当曲泽与大陵的连线上，腕横纹上2寸，掌长肌腱与桡侧腕屈肌腱之间。

快速取穴法：伸臂仰掌，微屈腕关节，从掌后第一横纹正中直上2横指，当掌长肌腱与桡侧腕屈肌腱之间即是。

【穴性分析】本穴归手厥阴心包经，心包为心之外卫，神明出入之窍，故有清心除烦，宁心安神、豁痰开窍之功，主治心悸、失眠、癫狂、痫证、郁证、眩晕、产后血晕等。

【操作】当病者癫病发作时，助其取仰卧位，术者二人分立于患者的左右侧，常规消毒双侧穴位皮肤后，各以26～30号2寸毫针，同时刺入穴位，待局部有得气感觉后，施以泻法2～5分钟，然后留针20～30分钟。每日1次，一般1～4次即可获效。

【来源】[1] 何金贵.中医杂志，1981，1：72.

[2] 陈仓子.新中医，1990，7：35.

[3] 周晓燕，等.中国针灸，1999，2：86.

◎ 治法（五）

【取穴】合谷：在手背，第1、2掌骨间，当第2掌骨桡侧的中点处。

快速取穴法：（1）拇、食指张开，使虎口拉紧，另一手的拇指关节横纹压在虎口上，拇指关节向前弯曲压在对侧的拇、食指指蹼上，拇指尖所指处即是。

（2）拇、食指并拢，两指掌骨间有一肌肉隆起（骨间背侧肌），隆起肌肉之顶端即是。

【穴性分析】手阳明大肠经循行于面部，本穴有祛风通络，息风止痉之功。为治疗精神类疾病的经验穴。

【操作】患者取坐位，常规消毒双侧穴位皮肤，用28～30号2寸长毫针，向劳宫方向快速横刺入，进针约1.5寸，局部有酸、麻、胀等针感后，用平补平泻的捻转手法行针3～5分钟，留针20分钟。每日1次。

◎ 治法（六）

【取穴】涌泉：在足底部，蜷足时足前部凹陷处，约当足底2、3趾趾缝纹头端与足跟连线的前1/3与后2/3的交点上。

快速取穴法：仰卧，五趾跖屈，再屈足掌，于足跖心前部正中凹陷处即是。

【穴性分析】本穴为足少阴肾经井穴，肾经交接于心经，故可调节心气，具有开窍醒神、泻热苏厥之功，主治昏厥、中暑、中风、癫痫等。《百症赋》：厥寒、厥热涌泉清。

【操作】患者取卧位，医者先揉按患者双足心片刻，然后消毒局部皮肤，医者左手固定其足踝部，右手持28～30号1寸毫针，露出针尖2～3分，快速穿皮进针，一边行紧按慢提伴旋转的手法，一边观察患者表情进行语言诱导。5分钟后仍不缓解者加刺对侧穴位，经双侧行针仍不能恢复者，每隔5分钟左右交替行针1次，直至恢复。

【来源】［1］肖仁鹤.湖北中医杂志，1987，5：39.

［2］刘永久.黑龙江中医药，1995，3：41.

［3］唐应生.浙江中医杂志，1993，11：520.

［4］余幼鸣.中国针灸，1997，6：367.

◎ **治法（七）**

【取穴】足三里：在小腿前外侧，当犊鼻穴下三寸，距胫骨前缘一横指（中指）。

快速取穴法：（1）正坐屈膝成直角，由外膝眼（犊鼻）往下四横指，距胫骨约一横指（中指）处即是。

（2）站位，用同侧手张开，虎口围住髌骨上外缘，四指直指向下，中指尖的所指处即是。

（3）正坐屈膝，以本人之手按在膝盖上，食指抚着膝下胫骨，当中指尖处即是。

（4）正坐屈膝，用手从膝盖正中往下摸取胫骨粗隆，在胫骨粗隆外下缘直下1寸处即是。

【穴性分析】本穴为足阳明胃经的合穴，具和胃降浊、安神定惊之功，可用作治疗癫狂、妄笑的配穴。

【操作】患者仰卧位屈膝，常规消毒双侧穴位皮肤，用28～32号2寸毫针，迅速直刺入穴位，进针1～1.5寸，当患者产生酸胀、麻木或触电感等得气后，以拇、食指捻转毫针1～2分钟，尽量使针感传至大腿和足背，留针20～30分钟，隔5分钟行针1次。每日1次。

【来源】吕景山，等.单穴治病选萃.北京：人民卫生出版社，1993.

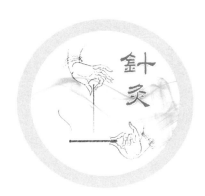

第二章
皮肤科疾病

第一节 斑 秃

斑秃俗称"油风"主要表现为头发一块块呈圆形或椭圆形脱落，大小不等，脱发部头皮光滑，界限清楚，不痛不痒。多为血虚不能荣养皮肤，或风盛血燥，发失所养所致。现代医学认为同精神紧张，情绪不良有关。

◎ 治法（一）

【取穴】阿是穴（斑秃局部）。

【穴性分析】本穴为经验用穴，有疏通经络气血之功，可使邪气得以宣泄。《医宗金鉴》中记载："宜针砭其光亮之处，出紫血，毛发庶可复生。"

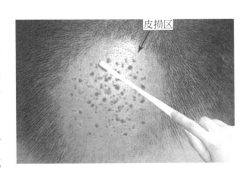

皮损区

【操作】病程较长，脱发面积小，对针刺耐受力强者，梅花针宜重叩刺，至局部微微出血，个别严重患者在叩毕局部涂少许生发水，以强刺激。脱发面积大、时间短，或对针刺耐受力差者，采用轻叩刺，用较钝的梅花针，叩至局部发红即可。每日或隔日1次。

【来源】叶文伟.通窍活血汤加减结合梅花针治疗斑秃33例［J］.浙江中西医结合杂志，2006，16（8）：510-511.

◉ 治法（二）

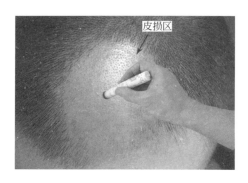

皮损区

【取穴】斑秃局部。

【操作】将斑秃周围毛发剃掉，局部消毒，用梅花针叩刺，使之微渗出血，用老生姜擦至皮损部位产生灼热感，然后用艾条灸，温度以能忍受为度，灸2～3分钟，每日1次，连续治疗。

【来源】高明清.梅花针叩刺加温和灸治疗斑秃100例临床体会［J］.内蒙古中医药，2008，19：22.

◉ 治法（三）

【取穴】肾俞：在腰部，当第2腰椎棘突下，旁开1.5寸。

快速取穴法：由肚脐正中作线环绕身体一周，该线与后正中线的交点即为第2腰椎，由其棘突下旁开食、中二横指处即是。

【穴性分析】本穴归于足太阳膀胱经，为肾之背俞穴，是肾气输注之处，能调补肾气，具有滋阴填精、温肾壮阳、养血生发之功，是治疗斑秃的常用配穴。

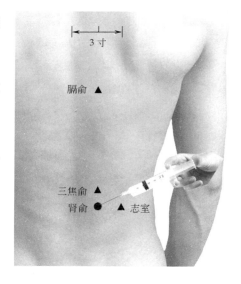

3寸

膈俞 ▲

三焦俞
肾俞 ● ▲ 志室

【操作】常规消毒双侧肾俞穴皮肤后，用5毫升无菌注射器套上4～5号无菌针头，吸取维生素B_1注射液1毫升、维生素B_{12}注射液1毫升，将针头快速刺入肾俞穴，待局部有酸胀感时，若回抽无血，即缓慢将药液推入，每侧穴位各推注一半药液。然后常规消毒患处皮肤及两侧风池穴，用梅花针从脱发区边缘开始，作圆形呈螺旋状向中心区绕刺，要求手法适中、均匀、密刺，至患处皮肤出现红晕或微出血；两侧风池各叩刺50下。在叩刺完毕后，再用清艾条在患处及两侧风池穴施行雀啄灸，各灸5分钟，以皮肤有温热感而不烫为度。每日或隔日1次，每10次为一个疗程，疗程间休息3日。

【来源】杨青.针灸临床杂志，1999，11：27.

◁ **第二节　荨麻疹** ▷

荨麻疹是一种常见的变态反应性疾病，多由于某些食物、药物，或寒冷刺激而致病。主要表现为：突然发病，疹块突起，大小不等，全身任何部位都可出现片块状、高出皮肤、粉红色或白色的包块，界限清楚，轻者以瘙痒为主，重者伴有恶心、呕吐、发热、腹泻，甚至呼吸困难，俗称"风疙瘩"，祖国医学称为"瘾疹"，认为与风、血有关。

◉ **治法（一）**

【取穴】后溪：在掌尺侧，微握拳，当小指本节后的远侧掌横纹头赤白肉际。

【穴性分析】本穴归于手太阳小肠经，是小肠经的输木穴，小肠与心相表里，均主火，后溪是木穴，木生火，故后溪是小肠经的母穴，所以泻后溪可以夺其母气，具有清热泻火之功，主治荨麻疹。

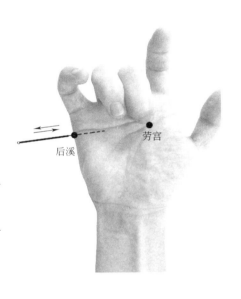

【操作】常规消毒后，取1.5寸毫针，针尖向劳宫方向平刺，用提插补泻法，先泻后补，行强刺激。每日1次，左右交替，留针20～30分钟，2周为1个疗程。

【来源】[1] 王永录.上海针灸杂志，1985，3：35.

[2] 刘桂彩，等.中国针灸，1984，2：48.

◉ **治法（二）**

【取穴】神阙：在腹中部，脐中央。

【穴性分析】本穴归于任脉，位居脐窝正中，为先天精气进入之处，具有培元固本之功。任脉为阴脉之海，总统一身之阴经，具有滋肾阴、益精血之功，是治疗荨麻疹的常用配穴。

【操作】用一枚大头针扎入塑料盖，将酒精棉插到大头针上并点燃，立即将玻璃瓶罩在上面，待吸力不紧后取下，连续拔3次，每日1次，3天为1个疗程。

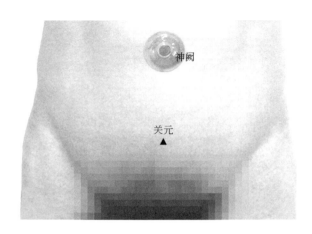

【**来源**】成路燕，刘艳.神阙穴闪罐结合针刺治疗急性荨麻疹36例［J］.针灸临床杂志，2010，26（3）：35-36.

◉ 治法（三）

【**取穴**】大椎：在后项部，第7颈椎棘突下凹陷中。

【**穴性分析**】本穴归于督脉，位颈部居上属阳，有向上向外之性。督脉为阳脉之海，本穴是督脉与诸阳经之会，能振奋一身阳气，鼓动、调节全身之气血，对机体具有强壮补虚培元之功，是治疗荨麻疹的常用配穴。

【**操作**】用三棱针点刺或用梅花针叩刺大椎穴数下，立即在该穴上加拔火罐，以出血为度，留10～15分钟起罐，用棉球擦去血液，每3～5日治疗1次，10次为1个疗程，疗程间隔5日，治疗期间停用其他药物。

【**来源**】孟向文.大椎拔罐治疗荨麻疹的临床观察.中国针灸学会2009学术年会论文集（下辑）.

◉ 治法（四）

【**取穴**】内关：在前臂内侧，当曲泽与大陵的连线上，腕横纹上2寸，掌长肌腱与桡侧腕屈肌腱之间。

快速取穴法：伸臂仰掌，微屈腕关节，从掌后第一横纹正中直上2横指，当掌长肌腱与桡侧腕屈肌腱之间即是。

【**穴性分析**】本穴为手厥阴心包经的络穴，别走手少阳三焦经，能沟通表里二经，具有祛风通络、活血止痛之功，是治疗荨麻疹的常用配穴。

【**操作**】患者取坐位或仰卧位，常规消毒穴位局部皮肤后，用28～32号2寸毫针，对准穴位快速直刺入，进针0.5～1寸，得气后施行平补平泻手法，给予中强度刺激，留针20分钟，每隔2分钟行针1次。每日1次，效佳。

【来源】东兴明，等.中国针灸，1992，3：24.

⊙ 治法（五）

【取穴】血海：屈膝，在大腿内侧，髌底内侧端上2寸，当股四头肌内侧头的隆起处。

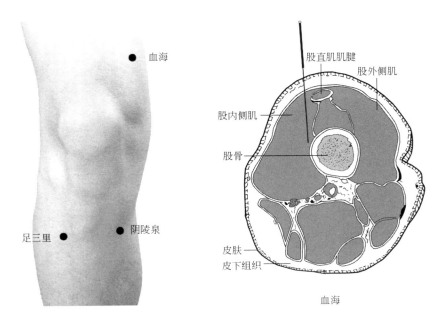

血海

快速取穴法：（1）正坐位，屈膝成直角，医生面对病者，用手掌按在病者膝盖骨上（左手放右侧，右手放左侧），掌心对准膝盖骨顶端，拇指向内侧，当拇指尖所指处即是。

（2）仰卧于床上，用力蹬直下肢，髌骨内上缘上约二横指处鼓起之肌肉（股内收肌）的中点即是。

【穴性分析】本穴归于脾经，为足太阴脾经郄穴，具有调理脾胃、清热利湿、祛风止痒之功，主治皮肤湿疹、瘾疹等。

【操作】患者仰卧位，局部皮肤常规消毒后，用0.38毫米×40毫米的不锈钢毫针，快速直刺入穴位皮下，针尖向足心方向进针，深度为0.8～1.2寸，得气后行快速捻转提插手法（刺激量以中等为佳），以针感向下传导为佳，留针30分钟，隔10分钟行针1次。每日1次，10次为1个疗程。

【来源】肖燕榕.上海针灸杂志，1995，5：206.

◎ 治法（六）

【取穴】风市：在大腿外侧部的中线上，当腘横纹上7寸。

快速取穴法：（1）直立，两肩水平，双手下垂，大腿外侧正中线上，当中指尖端所到之处即是。

（2）侧卧，于股外侧中线上，距腘横纹7寸处即是。

【穴性分析】本穴归于足少阳胆经，位居股外侧，具有疏散少阳风热、祛风除湿、活血化瘀、和营止痒之功，主治遍身瘙痒，瘾疹等。

【操作】患者取坐位或仰卧位，医者用10毫升注射器套上6～7号注射针头，先从肘静脉处抽取患者自身血液5～10毫升，然后常规消毒一侧穴位皮肤，用轻、快、稳手法将针头直刺入穴位，待局部产生酸、麻、胀、重等感觉时，即缓慢推入血液，出针时要用干棉球按压针孔片刻。一般左右穴位交替进行。隔3日1次，5次为一个疗程，效果显著。

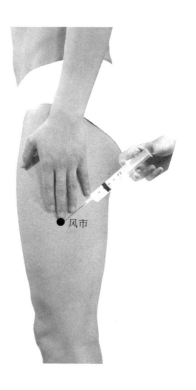

风市

第三节　痤　疮

痤疮俗称粉刺，是一种毛囊皮脂腺的慢性炎症，主要发生在青年男女，现代医学认为本病与内分泌失调和细菌感染有关。

◎ 治法（一）

【取穴】大椎：在后项下，第7颈椎棘突下凹陷中。

【穴性分析】本穴归于督脉，为手足三阳、督脉之会，能散阳邪，解里热，具有清热泻火、解毒祛暑之功，是治疗痤疮的常用配穴。

【操作】用三棱针点刺或用梅花针叩刺大椎穴数下，立即在该穴上加拔火罐，以出血为度，留10～15分钟起罐，用棉球擦去血液，每3～5日治疗1次，10次为1个疗程，疗程间隔5日，治疗期间停用其他药物。

【来源】图解刺血疗法.中国医药科技出版社，2011.

◎ 治法（二）

【取穴】耳背部血管。

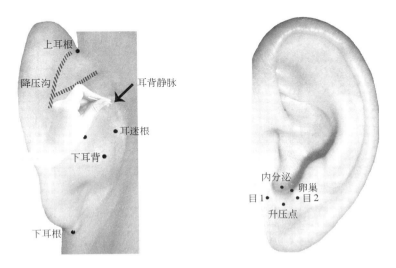

【操作】选病者双侧耳背近耳轮处明显的血管一根，揉搓数分钟后使其充血。常规消毒，左手拇、食指将耳背按平，中指顶于下，右手持消毒好的刀片划破选好的静脉血管，使血流出5～10滴，然后盖上消毒敷料，1次不愈者，间隔1周后，再选另一血管复治。

【来源】许金华，佟雪梅.耳背放血配合中药外敷治疗痤疮388例［J］.中医外治杂志，2008,5：129.

◎ 治法（三）

【取穴】耳穴的内分泌穴：位于耳屏间切迹内凹陷中央。

【穴性分析】本穴为经验用穴，有补精血，益肾气，通经络，疏肝理气之功，主治痤疮、过敏性皮炎等皮肤病。

【操作】取消毒揿针1枚，用针尾在穴位上压深痕作标志，常规消毒后，将揿针紧按在穴位的凹痕上，再用橡皮膏固定，用手指按压10秒钟，埋针15天为1个疗程。埋针期间每日按压3～5次。两耳可交替使用，同时忌食辛辣腥腻食物。

◎ 治法（四）

【取穴】身柱：在背部，当后正中线上，第3胸椎棘突下凹陷中。

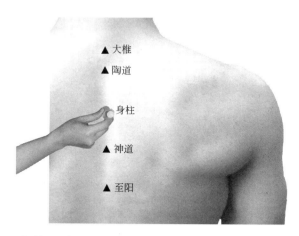

快速取穴法：自然垂臂，平两肩胛冈高点的水平线的脊椎为第3胸椎，其棘突下凹陷处即是。

【穴性分析】本穴归督脉，督脉总统一身之阳，具有清热泻火、祛邪解毒之功，主治身热头痛、疔疮发背等。

【操作】病者取俯伏坐位，充分暴露背部穴位，局部皮肤常规消毒后，用锋勾针斜向快速刺入穴位，进针约0.5～0.7厘米，勾断皮下白色纤维样物，用无菌敷料覆盖穴位，胶布固定。7天1次，4次为一个疗程。

【来源】张连生.中国针灸，1995，4：43.

◎ 治法（五）

【取穴】足三里：在小腿前外侧，当犊鼻穴下三寸，距胫骨前缘一横指（中指）。

快速取穴法：（1）正坐屈膝成直角，由外膝眼（犊鼻）往下四横指，距胫骨约一横指（中指）处即是。

（2）站位，用同侧手张开，虎口围住髌骨上外缘，四指直指向下，中指尖的所指处即是。

（3）正坐屈膝，以本人之手按在膝盖上，食指抚着膝下胫骨，当中指尖处即是。

（4）正坐屈膝，用手从膝盖正中往下摸取胫骨粗隆，在胫骨粗隆外下缘直下

1寸处即是。

【穴性分析】本穴归胃经，具有健脾、泻胃火、祛湿化痰、散结消肿之功，是治疗痤疮的常用配穴。

【操作】患者取坐位或仰卧位，在其肘静脉处及穴位处按常规严格消毒后，用5毫升注射器抽取肘静脉血液3毫升，再迅速注射到一侧穴位内；或抽取肘静脉血液5～6毫升，再迅速注射到双侧穴位内，出针时要用干棉球按压针孔片刻。隔日1次。

【来源】刘炳权，等.中国针灸，1989，2：53.

第四节　疖　疮

疖疮是一个或多个相邻的毛囊和皮脂腺的急性感染，多为葡萄球菌所致，好发于头面、手足，初起如粟粒状，色或黄或紫，有根脚坚硬的钉，并麻痒，继则红肿灼热，剧烈疼痛。祖国医学认为由湿热内郁所致。

◉ 治法

【取穴】督脉反应点：右手食、中、无名3指并拢如切脉状，沿第2胸椎向第6胸椎方向慢慢移动，至有搏动应指处即为反应点。

【操作】用1寸毫针，或三棱针，在反应点直刺5分左右，用泻法，得气后即可出针，出针后挤压反应点周围，使针孔出血。

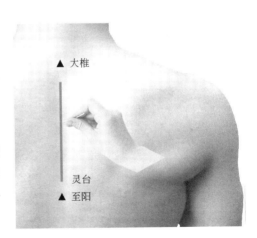

第五节　疣

疣是病毒感染的皮肤病，多见于青少年，以手背、颜面、足背等处为多见，以寻常疣和扁平疣为多见，寻常疣俗称"瘊"，祖国医学认为是血虚风燥，精气不荣所致。

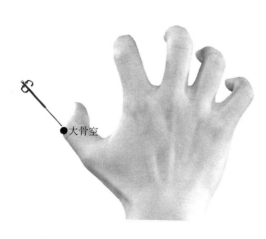

◉ 治法（一）

【取穴】大骨空：位于拇指掌指关节背侧中点。

【穴性分析】本穴为奇穴，位于手太阴之筋起始之处。《灵枢·经筋》"手太阴之筋，起于大指之上，循指上行……"因本病多由于风热毒邪搏于肌肤而生，肺主皮毛，故而通过针刺本穴能使手太阴之筋通畅，郁于皮肤之邪外泄，疾病得治。

【操作】针刺上穴，留针25分钟，同时加电针治疗，取锯齿波，频率20次/分，并逐渐增加其刺激强度，每日1次，5次为1个疗程。

◉ 治法（二）

【取穴】疣局部。

【操作】局部消毒，用无菌刀片除去表面角质，露出疣之基底，选三棱针在疣表面选择三点快速点刺，挤之使出血，每天1次，连续3天。

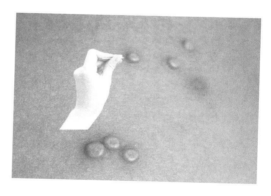

◉ 治法（三）

【取穴】太溪：在足内侧，内踝后方，当跟腱与内踝尖之间的凹陷处。

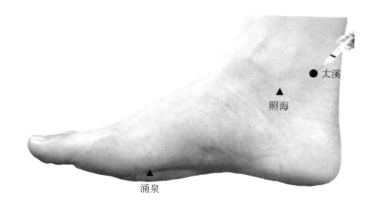

快速取穴法：正坐或仰卧，由足内踝尖往后推至凹陷处（大约当内踝尖与跟腱间之中点）即是。

【**穴性分析**】本穴为经验用穴，有温补肾阳、滋补肾阴、阴阳双补之功，可补肾精，益精血，是治疗疣的常用配穴。

【**操作**】患者取坐位或仰卧位，普鲁卡因过敏试验阴性患者，常规消毒患侧穴位后，用5毫升注射器套上6～7号注射针头，抽取2%普鲁卡因4毫升，快速直刺入穴位，得气时宜将此针感向下传导至疣的部位，然后将药液缓慢注入（抽无回血者）。隔日1次，效果显著。

【**来源**】王志润.北京中医学院学报，1991，2：27.

⊙ 治法（四）

【**取穴**】悬钟：在小腿外侧，当外踝尖上3寸，腓骨前缘。

快速取穴法：正坐或侧卧，由外踝尖直上量四横指，当腓骨前缘处即是。

【**穴性分析**】本穴归足少阳胆经，有调畅气机、理气活血之功，是治疗疣的常用配穴。

【**操作**】患者取正坐位，取10毫升无菌注射器，抽吸入0.5%盐酸普鲁卡因5毫升和维生素B_1注射液200毫克，穴位皮肤常规消毒后，将针头快速刺入穴位，待局部产生酸、麻、胀感时，若抽无回血，即缓慢推入药液。一般1次治疗即可治愈，若1次未脱落者，可隔7天后再如法操作1次。

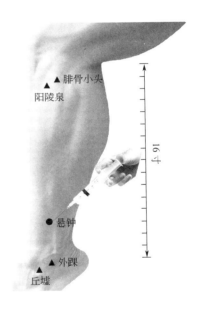

【**来源**】张文海.江苏中医杂志，1980，2：50.

⊙ 治法（五）

【**取穴**】曲池：在肘横纹外侧端，屈肘，当尺泽穴与肱骨外上髁连线的中点。

快速取穴法：（1）仰掌屈肘成45°，肘关节桡侧，肘横纹头即是。

（2）仰掌，微屈肘，尺泽穴与肘关节桡侧的高骨（肱骨外上髁）的中点即是。

【**穴性分析**】本穴归于手阳明大肠经，不但能疏散表热，还能清解里热，具有清热解毒、凉血祛风、消肿止痛之功，主治疮、瘰疬、疖、疣等。

【操作】患者取坐位，常规消毒患侧穴位皮肤，用2毫升注射器和6～7号注射针头，抽取清热解毒注射液1毫升，快速直刺入穴位约1寸，当有针感后，轻轻转动一下活塞，若无回血时可将药液缓慢推入。

【来源】吕景山，等.单穴治病选萃.北京：人民卫生出版社；1993.

第六节　冻　疮

冻疮指机体因受严寒侵袭引起的损伤，表现为局部皮肤苍白，发绀，水肿，刺痒灼痛，或肿痛、出现水疱；或局部皮肤发黑、坏死，感觉麻木；甚则溃破、脱落等症状，治宜活血通络，散寒止痛。

◎ 治法（一）

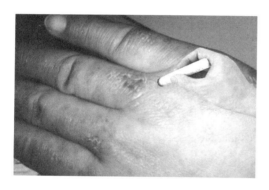

【取穴】冻疮局部。

【操作】将点燃的艾条，直接接触患处，雀啄灸，每秒2～3次为宜，治疗时患处有灼热或轻度灼痛感，但不留瘢痕。

【来源】居银菊.艾灸加按摩治疗冻疮30例［J］.陕西中医，1998，22（6）：246.

◎ 治法（二）

【取穴】耳背静脉。

【操作】选患者耳背近耳轮处明显的静脉血管1根，揉搓数分钟后，使其充血，常规消毒，左手拇指与食指将耳背拉平，中指顶于下，右手持消毒后的三棱针，直刺静脉显露处，深度以出血为准，让自然流血10～20滴，用棉球压迫止血。

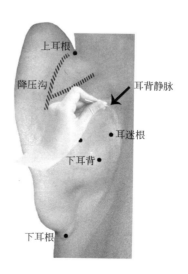

上耳根
降压沟
耳背静脉
耳迷根
下耳背
下耳根

◎ 治法（三）

【取穴】足三里：在小腿前外侧，当犊鼻穴下三寸，距胫骨前缘一横指（中指）。

快速取穴法：（1）正坐屈膝成直角，由外膝眼（犊鼻）往下四横指，距胫骨约一横指（中指）处即是。

（2）站位，用同侧手张开，虎口围住髌骨上外缘，四指直指向下，中指尖的所指处即是。

（3）正坐屈膝，以本人之手按在膝盖上，食指抚着膝下胫骨，当中指尖处即是。

（4）正坐屈膝，用手从膝盖正中往下摸取胫骨粗隆，在胫骨粗隆外下缘直下1寸处即是。

【穴性分析】本穴归足阳明胃经，具有益气养血、健脾补虚、舒筋通络之功，是治疗冻疮的常用配穴。

【操作】（1）化脓灸法。患者仰卧位，充分暴露双侧穴位，先用万花油点准位置，然后用底面直径0.8厘米、高1厘米的中型艾炷，按常规操作施行直接化脓灸，每穴7壮。灸后疮面贴止血膏，隔日1换，一般1次即可获效。

（2）水针法。患者取坐位或仰卧位，用5毫升注射器套上6号注射针头，抽取654-2注射液10毫克，局部皮肤常规消毒后，将针头准确快速刺入穴位，待患者产生得气感后，若回抽无血，则可缓慢注入药液。每日1次，左右两侧穴位交替使用，7天为一个疗程（如果在用药期间，出现面红、口干、烦躁等"莨菪化"现象，可含服维生素C和多喝开水，必要时给予镇静剂）。

【来源】［1］赵建新.河北中医，1997，4：31.

［2］汪循东，等.上海中医药杂志，1988，1：24.

第七节 真菌性皮肤病

真菌性皮肤病是很常见的疾病，是由于真菌感染所致，分头癣（俗称"秃疮"）、手癣（俗称"鹅掌风"）、足癣（俗称"脚气"）。

◎ 治法

【取穴】玉枕：在后头部，当后发际正中直上2.5寸，旁开1.3寸，平枕外隆凸上缘的凹陷处。

【操作】局部常规消毒后，快速进针后向下直刺1.5寸左右，深度达帽状腱膜，加电针仪，连续波，频率200次/分，留针30～40分钟，10次为1个疗程。

【来源】钟以圣.针刺治疗头癣60例临床对照观察［J］.中医杂志，1995，8：36.

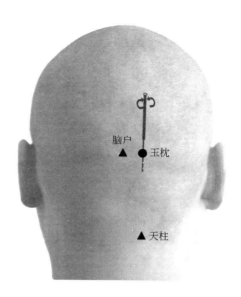

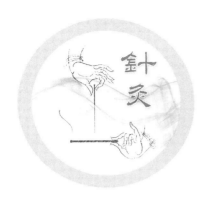

第三章
外科疾病

第一节　坐骨神经痛

坐骨神经痛是指坐骨神经病变，沿坐骨神经通路即腰、臀部、大腿后、小腿后外侧和足外侧发生的疼痛症状群。常在用力、弯腰或剧烈活动等诱因下出现疼痛，常自腰部向一侧臀部、大腿后、腘窝、小腿外侧及足部放射，呈烧灼样或刀割样疼痛，行走、活动时疼痛加重。直腿抬高试验阳性，跟腱反射减弱。属祖国医学"痹证"范畴。

◎ 治法（一）

【取穴】环跳：在臀区，股骨大转子最凸点与骶管裂孔连线上的外 1/3 与 2/3 交点处。

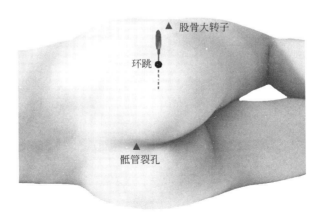

【穴性分析】本穴归于足少阳胆经，为足少阳、太阳二脉之会，位居臀部，具有祛除风湿、舒筋活络、通利关节、活血化瘀、散寒止痛之功，为治疗腰腿痛要穴，主治腰胯疼痛、半身不遂、下肢痿痹、挫闪腰痛、膝踝肿痛不能转侧等。

【操作】环跳穴用5寸毫针直刺，以有麻电感向下肢放散为宜。针刺后将艾条剪长度约3寸，套在针柄上点燃（针刺前先用硬纸剪成8厘米圆纸片2个备用，待针刺后将其套在针体上紧贴皮肤，以防艾火烫伤皮肤）。留针20分钟，每日1次，10次为1个疗程，疗程间休息3天。

【来源】张小定.温针治疗坐骨神经痛418例疗效观察［J］.哈尔滨医药，2011，31（4）：288.

◎ 治法（二）

【取穴】至阴：在足趾，小趾末节外侧，趾甲根角侧后方0.1寸（指寸）。

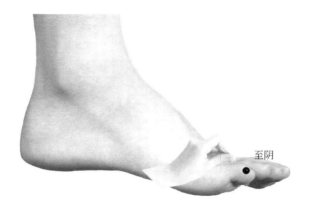

至阴

【穴性分析】本穴隶属太阳膀胱经，太阳少气多血，具有行气、活血之功，可治膀胱经循行路线上的各种痛症。

【操作】用三棱针点刺至阴穴出血，10滴左右，痛甚则量宜多。第1次治疗后疼痛缓解，可隔4天再行第2次放血，否则间隔2天后再刺。

【来源】王海琴，钟剑强.针刺放血治疗坐骨神经痛52例临床观察［J］.河南中医药学刊，2000，15（6）：17.

◎ 治法（三）

【取穴】外关：在前臂背侧，当阳池与肘尖的连线上，腕背横纹上2寸，尺骨与桡骨之间。

快速取穴法：立掌，腕背横纹中点直上两横指，前臂两骨头之间处即是。

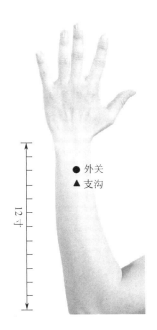

● 外关
▲ 支沟

12寸

【穴性分析】三焦为一身之气的通道，本穴位于手少阳三焦经，三焦经气血在此胀散外行，故本穴有祛风湿、通经络、止痹痛之功。如《八脉八穴治症歌》曰：肢节肿疼膝冷，四肢不遂头风，背胯内外骨筋攻，头项眉棱皆痛；手足热麻盗汗，破伤眼肿睛红，伤寒自汗表烘烘，独会外关为重。

【操作】（1）排针法。患者取坐位，患侧上肢穴位皮肤常规消毒后，取5支28～30号1.5寸毫针，按五针一排方法直刺入穴位，每针间距0.2～0.3厘米，针后连续提插5分钟，嘱患者配合活动患肢。每日1次。

（2）针刺和指压法。患者取俯卧位，常规消毒患侧外关穴皮肤，用28～30号2寸毫针，快速进针约1寸，得气后捻转毫针，给予强刺激3分钟，再留针20分钟，期间再行针1次（要求频率快，捻转角度大）；起针后，再在外关穴上施以拇指按压，要求持久有力，用力均匀且能渗透，持续时间一般以5分钟为宜。隔日1次，15次为1个疗程，疗效明显。

【来源】［1］王旦森.四川中医，1994，8：56.
　　　　［2］汪崇森，等.上海针灸杂志，2000，4：31.

◎ 治法（四）

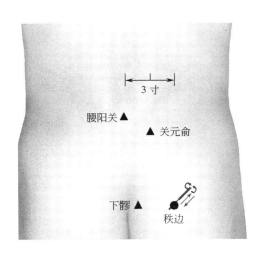

3寸

腰阳关 ▲　　▲ 关元俞

下髎 ▲

秩边

【取穴】秩边：在臀部，平第4骶后孔，骶正中嵴旁开3寸。

快速取穴法：侧卧位，脊柱最下端有一高骨即是尾骨，由此向上可以摸到黄豆大小的圆骨即骶角，左右两骶角下缘的连线中点各旁开四横指处即是。

【穴性分析】本穴位于足太阳膀胱经，有强筋骨、健腰膝、通经活络、祛风散寒、通痹止痛之功，用以治疗腰骶痛、下肢痿痹等。临床用作治疗腰膝痛的配穴。

【操作】（1）针刺法。患者取侧卧位，用碘酒和75%酒精棉球消毒皮肤后，医者采用无名指押手法，取28～30号2寸毫针，快速直刺入穴位，施行提插捻转手法，使患者能感到明显的酸胀感，并有触电感沿下肢放射后，施予烧山火手法，使之产生热效应，留针30分钟。每天1次，15次为一个疗程，效佳。

（2）火针法。患者俯卧位，严格消毒局部皮肤后，医者右手持火针，左手持着酒精灯，将火针放在酒精灯上，待针尖部烧至白亮时，垂直快速刺入穴位2～2.5寸，然后急速出针，并用力按压针孔。然后取28～30号3.5寸毫针，针尖向前倾斜10°迅速刺入穴位3寸，经轻微提插捻转得气后，施用滞针手法，使针感速达病所，留针20分钟左右。隔日1次，效佳。

【来源】[1]吕景山，等.单穴治病选萃.北京：人民卫生出版社，1993.

[2]常国良，等.陕西中医，1993，10：463.

◎ 治法（五）

【取穴】腰阳关：在腰部，当后正中线上，第4腰椎棘突下的凹陷中。

快速取穴法：坐位或俯卧位，先摸及两胯骨最高点，平这两个最高点的脊椎即为第4腰椎，其棘突下方凹陷处即是。

【穴性分析】本穴归于督脉，位居腰部，具有温肾壮阳、强筋壮骨、利关节、止痹痛之功，用以治疗腰骶痛、下肢痿痹等。

【操作】患者侧卧位，常规消毒穴位皮肤（以腰阳关为主穴，酌配环跳或足三里穴）后，取28～30号2寸毫针，快速直刺入穴位2寸左右，得气后再深刺腰阳关至针下有空虚感处，将G-6805型电针治疗仪电极接于针柄上，以50～80Hz的高频脉冲电流刺激，强度以患者能忍受为宜，每次30分钟。每日1次，10次为一个疗程。

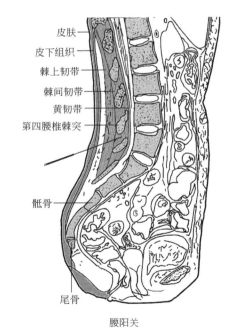

皮肤
皮下组织
棘上韧带
棘间韧带
黄韧带
第四腰椎棘突

骶骨

尾骨

腰阳关

【来源】[1]蔡国伟，等.上海针灸杂志，1996，2：8-2.

[2]张和平，等.中国针灸，1996，8：19-20.

第二节　腓肠肌痉挛

腓肠肌痉挛俗称"转筋"，其特点是腓肠肌突然发作的强直性痉挛。一般持续数十秒钟至数分钟。属于祖国医学"痹证"范畴，多因感受风寒之邪，远行过劳，导致气血失调，经筋失利而成，尤以中老年多见。

◎ **治法（一）**

【取穴】局部压痛点。

【穴性分析】经验穴，从腓肠肌的解剖上看，腓肠肌的两个头（起点）大致为下肢经外奇穴"解痉穴"，主治外伤性截瘫、下肢痿痹及腓肠肌痉挛。

【操作】在腓肠肌的2个起点，肌腹与肌腱结合部找压痛点及阳性反应物。如果在腓肠肌起点有压痛，即在股骨内外髁后上方，胫、腓骨上端，则令患者侧卧位，踝部垫枕，刀口线与下肢纵轴平行。亦即与腓肠肌纤维方向一致，针体垂直于腘窝部皮肤，左手拇指下掐至骨，刃针沿指甲方向刺入达骨面，纵行疏通剥离，横行摆动。如有硬结纵切2～3下。若压痛在腓肠肌的肌腹与肌腱交接处，在压痛明显或有硬结处，刀口线与下肢纵轴平行，针体与皮肤垂直，刺入皮肤约0.5厘米或刺入硬结，

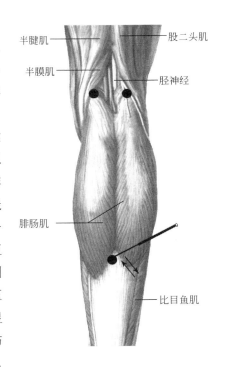

切刺2～3下，纵行疏通剥离；无硬结者，以切开压痛部位的深浅层筋膜为主。

【来源】吴恩凤.刃针配以康复疗法治疗腓肠肌痉挛39例［J］.中国民间疗法，2011，19（3）：37-38.

◎ **治法（二）**

【取穴】承山：在小腿后面正中，委中与昆仑之间，当伸直小腿或足跟上提时腓肠肌肌腹下出现尖角凹陷处。

【穴性分析】本穴归于足太阳膀胱经，具有疏通膀胱经气、祛风湿、散风寒、

止痹痛之功，主治腰背疼、腿痛转筋、脚气等。如《马丹阳十二穴歌》：承山名鱼腹，腨肠分肉间，善治腰疼痛，痔疾大便难，脚气并膝肿，展转战疼酸，霍乱及转筋，穴中刺便安。

【操作】患者取俯卧位，医者用75%酒精棉球消毒承山穴局部及周围2厘米处；用2～2.5寸毫针先直刺承山穴，然后在其左右旁开1.5厘米各刺一针，针刺方向向承山穴，提插捻转，得气后将1.5厘米长的艾段挂于针柄上，并点燃待其烧尽后再换一段，留针至其烧尽，每日一次，7次为一疗程。

【来源】张小定.齐刺加灸承山穴治疗腓肠肌痉挛35例疗效观察［J］.工企医刊,2011，3：63.

第三节　肩关节周围炎

　　肩关节周围炎简称肩周炎，又称老年肩、冻结肩，多以轻度扭挫伤、过劳、风寒侵袭为其诱因。以50岁上下的人为多见，临床特点为患肢肩关节疼痛，夜间尤甚，活动受限。祖国医学认为本病属"痹证"范畴，又称为"肩凝症""漏肩风"。

◉ 治法（一）

【取穴】肩痛穴：此穴位于腓骨小头与外踝关节高点连线的上1/3处。

【穴性分析】本穴为经外奇穴，有消炎止痛、降压醒脑、扩张血管、调节内脏、调节肠胃和内分泌之功，是治疗肩周炎的要穴。

【操作】患者取坐位，局部常规消毒，采用28号3寸毫针1根，交叉取穴，直刺进针1～2寸，采用上下提插手法，触电式针感向足面足趾放射后即可出针，每日治疗1次，10次为一个疗程。

【来源】杨迪和，潘青春，王文远.平衡针灸治疗肩周炎246例.第四次全国民间传统诊疗技术与验方整理研究学术会论文集，2011.

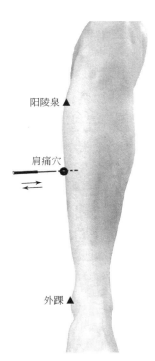

阳陵泉 ▲

肩痛穴

外踝 ▲

◉ 治法（二）

【取穴】条口：在小腿前外侧，当犊鼻下8寸，距胫骨前缘一横指（中指）。

【穴性分析】本穴位于足阳明胃经，有祛风湿、散风寒、通经络、止痹痛之功，用以治疗小腿冷痛、麻痹、跗肿、转筋、肩背痛等症，是肩周炎的经验效穴。

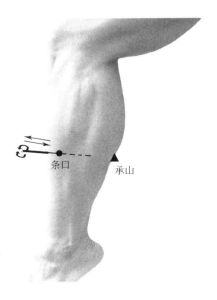

【操作】患者取坐位，在小腿前外侧，当犊鼻穴下8寸，距胫骨前缘1横指处取条口穴，常规消毒，取0.38毫米×50毫米毫针直刺1.5寸，嘱患者患肢做上举、摸腰背、攀对侧肩膀等动作，动作由慢到快，用力不宜过猛，行针3~5分钟即可。每日1次，5次为1个疗程，可间隔2天行下一疗程。治疗2个疗程后观察疗效。

【来源】孟祥慧.针刺条口透承山穴治疗肩关节周围炎40例［J］.当代医学，2009，15（10）：151-152.

◉ 治法（三）

【取穴】中渚：在手背部，环指本节的后方，第4、5掌骨间凹陷处。

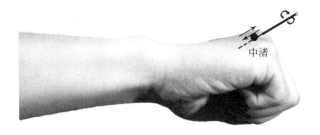

【穴性分析】输主体重节痛，本穴为三焦输穴，故有舒筋活络、通痹止痛之功，用以治疗肩背肘臂痛，手指不能屈伸等。《席弘赋》：久患伤寒肩背痛，但针中渚得其宜。

【操作】用鲜姜5片擦患部至局部发红止。快速进针，针尖向腕部斜刺0.5~1.5寸，待得气后持续运针，用强刺激，同时令患者活动肩关节，每次

10 ～ 15分钟。每日1次，6次为1个疗程。或取单侧中渚穴施以烧山火法，热感沿手臂上行至肩，渐感患侧有烧热样感觉，即觉肩部舒适后臂可上举，5次痛消，8次活动如常。

【来源】孙亚曼，杨翠芳.运用中渚穴治疗肩周炎［J］.中华实用中西医杂志，2005，18（23）：1732.

◎ 治法（四）

【取穴】丰隆：在小腿前外侧，当外踝尖上8寸，条口外，距胫骨前缘二横指（中指）。

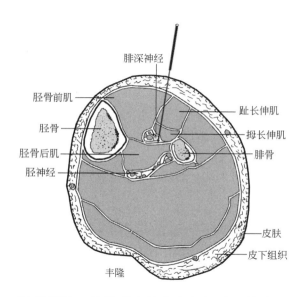

快速取穴法：正坐屈膝，外膝眼（犊鼻）穴与外踝前缘平外踝尖处连线的中点，距胫骨前脊约二横指处即是。

【穴性分析】本穴既是足阳明胃经之穴，又沟通足太阴脾经，具有通经活络，化痰，祛风除湿之功，近条口穴，是治疗肩周炎的效穴。

【操作】患者取正坐位，健侧丰隆穴皮肤常规消毒，用28 ～ 30号5寸毫针快速刺入皮下，针尖向飞扬穴透刺，得气后，用"烧山法"三进一退（分浅、中、深三层，依次逐步推进，一次直接退针，用九阳之数补之），以患者自觉穴中或全身出现温热感为度，留针60分钟，隔10分钟行针1次；同时嘱患者配合活动肩关节，向受限方向尽力活动。隔日1次，3次为1个疗程。

【来源】何班贵.中国针灸，1996，9：16.

◉ 治法（五）

【取穴】阴陵泉：在小腿内侧，当胫骨内侧髁后下方凹陷处。

快速取穴法：正坐屈膝或仰卧，用拇指沿小腿内侧骨内缘（胫骨内侧）由下往上推，至拇指抵膝关节下，胫骨向内上弯曲之凹陷处即是。

【穴性分析】本穴为足太阴脾经合穴，具有舒筋活络、通利关节、祛风除湿之功，是治疗肩周炎的重要配穴。

【操作】患者坐矮凳、屈膝，常规消毒双侧穴位皮肤，用28～30号2.5～3寸毫针，快速直刺入穴位2～2.5寸，待局部有酸、麻、胀、重的感觉后，留针20分钟，隔5分钟提插捻转毫针15秒，同时嘱患者活动患侧肩关节。每日1次，10次为一个疗程。

【来源】谢六生.针灸临床杂志，1998，8：43.

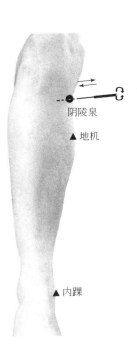

◉ 治法（六）

【取穴】上巨虚：在小腿前外侧，当犊鼻下6寸，距胫骨前缘一横指（中指）。

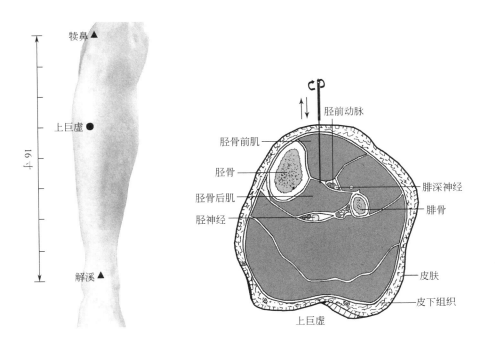

　　快速取穴法：外膝眼（犊鼻）穴向下直量2次四横指处，当胫、腓骨之间即是。

　　【穴性分析】本穴位于足阳明胃经，有舒筋活络、益气养血、除湿散寒之功，是治疗肩周炎的效穴。

　　【操作】患者取坐位，屈膝，常规消毒双侧穴位皮肤，用30～32号2～2.5寸毫针，垂直于皮肤快速刺入穴位，进针深2寸左右，运针得气后，采用提插捻转手法（急证、寒证用泻法，虚证用补法，一般情况采用平补平泻法），留针20～30分钟，隔5分钟行针1次，或加用电针。并嘱患者配合肩部活动，每日1次，效果显著。

　　【来源】吕景山，等.单穴治病选萃.北京：人民卫生出版社，1993.

◉ 治法（七）

　　【取穴】三间：微握拳，在手食指本节（第2掌指关节）后，桡侧凹陷处。

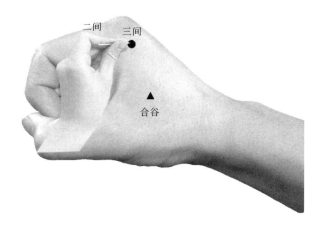

　　快速取穴法：半握拳，食指桡侧之手背面与掌面交界线（赤白肉际）上，食指掌指关节后缘的凹陷处即是。

　　【穴性分析】本穴为手阳明经输穴，输主体重节痛，故具有祛风除湿、活络止痛之功，手阳明经循经过肩前，故可治疗肩周炎。

　　【操作】患者取坐位，常规消毒患侧穴位皮肤，用28～32号1.5寸毫针，快速直刺入穴位皮下，继而徐缓进针至0.5～1寸，得气后施行平补平泻法，针感以病人能耐受为度。留针30分钟，期间行针2～3次，在留针过程中，嘱患者自动或协助患者被动地反复做上肢抬举、外展、后伸等动作，力争达到上肢正常的活动范围。每天1次，6次为一个疗程，间隔1～2天再行第2个疗程，治疗一般不超过3个疗程。

【来源】魏启亮，等.针灸学报，1989，1：31.

◎ 治法（八）

【取穴】后溪：在手掌尺侧，微握拳，当小指本节（第5掌指关节）后的远侧掌横纹头赤白肉际处。

快速取穴法：（1）仰掌，握拳，第5掌指关节后，有一皮肤皱襞，其尖端即是。

（2）仰掌，半握拳，手掌第二横纹尺侧端即是。

（3）仰掌，半握拳，手掌尺侧，小指掌指关节后，即第5掌骨头后缘凹陷处，其手掌面、背面交界线（即赤白肉际）即是。

【穴性分析】本穴为手太阳小肠经输穴，输主体重节痛，故有散风寒、祛风湿、通经络、止痹痛之功，又为八脉交会穴之一，通于督脉，是治疗头项疼的要穴。主治头项、颈肩部疼痛，肘臂小指拘急疼痛等。

【操作】患者取坐位或侧卧位，患侧穴位皮肤常规消毒，用28～30号2寸毫针，针尖略向上快速斜刺入穴位，进针约1.5寸，得气后施行提插捻转之泻法，使针感向肩部放散，留针20～30分钟，隔5分钟行针1次。每日1次。

【来源】［1］吕景山，等.单穴治病选萃.北京：人民卫生出版社，1993.

［2］杨秀珍.上海针灸杂志，1997，6：24.

◎ 治法（九）

【取穴】养老：在前臂背面尺侧，当尺骨小头近端桡侧的凹陷中。

快速取穴法：手掌心先向下伏于台面，另一手食指掐在尺骨小头最高点，然后顺时针转动手掌，使掌心对胸，另一手指随尺骨小头滑动而摸至骨边缘，其所指处即是。

【穴性分析】太阳主外主表，本穴为手太阳小肠经郄穴，具有祛风湿、通经

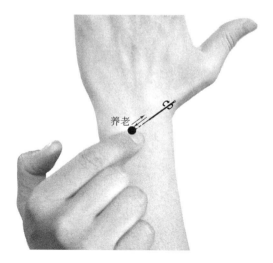

络、止痹痛之功，主治循行部位的急性痛症。

【操作】患侧穴位皮肤常规消毒后，取28～30号2寸毫针，针尖向肘部斜刺入穴位，进针1.5～1.8寸，施行提插捻转之泻法，使其局部出现强烈针感并向上传导；留针15分钟，每隔5分钟依法行针1次；同时术者用手托住患者腕部，嘱其前臂保持固定不动，肩部带动上臂做上下、前后、环绕等运动。每日1次，7～10次为一个疗程。

【来源】［1］张林昌，等.上海针灸杂志，1998，1：29.

　　　　［2］赵素彬.浙江中医杂志，1993，95：33.

◎ 治法（十）

【取穴】外关：在前臂背侧，当阳池与肘尖的连线上，腕背横纹上2寸，尺骨与桡骨之间。

快速取穴法：立掌，腕背横纹中点直上两横指，前臂两骨头之间处即是。

【穴性分析】三焦为一身之气的通道，本穴位于手少阳三焦经，三焦经气血在此胀散外行，故本穴有祛风湿、通经络、止痹痛之功，是治疗上肢痛麻要穴，主治目外眦、颈、肩、背痛，肘臂屈伸不利、手指疼痛、手颤等。

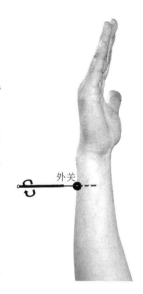

【操作】患者取坐位，常规消毒患侧穴位皮肤后，用28～30号1.5寸毫针，快速直刺入穴位皮下，得气后给予强刺激，施行捻转泻法（刺激量以病者能忍受为度）数分

钟，并嘱患者做患处的活动。留针30分钟左右，期间每隔10分钟行针1次，每日1次。

【来源】［1］吕中先.浙江中医杂志，1992，6：261.

［2］吕景山，等.单穴治病选萃.北京：人民卫生出版社，1993，230.

◉ 治法（十一）

【取穴】天宗：在肩胛部，当冈下窝中央凹陷处，与第4胸椎相平。

快速取穴法：（1）自然垂臂，由肩胛冈下缘中点至肩胛骨下角的连线上，当上1/3与下2/3交点处即是。

（2）肩胛冈下缘与肩胛骨下角连一直线，与第4胸椎棘突下平齐处，与臑俞、肩贞穴成三角形处即是。

【穴性分析】太阳主外主表，本穴位于手太阳小肠经，居冈下窝中，有祛风散寒、通络止痛之功，主治肩胛痛、肘臂外后侧痛等。《甲乙经》：天宗治肩重，肘臂痛不可举。

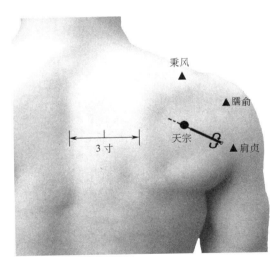

【操作】（1）水针法。患侧局部皮肤常规消毒后，用2毫升无菌注射器套上6～7号注射针头，抽吸5%当归注射液2毫升，医者以左手拇、食指固定穴位皮肤，右手将针头垂直快速刺入2.5厘米左右，待产生酸、麻、胀等针感并传向肩臂部后，缓慢推入药液，然后嘱其慢慢活动上肢。每3～4天1次，3次为一个疗程。

（2）针刺法。患者取俯伏卧位，在天宗穴处用指压法找到敏感点，75%酒精棉球消毒其局部皮肤后，左手拇指为押手，右手持28～30号1.5寸毫针，针尖斜向上快速刺入1寸左右，运针寻找针感，待患者有酸胀感时即施行捻转手法的补法，使针感沿肩胛扩散至肩关节部，针尖顶住感应部位守气1分钟，此时患者多告知有温热感逐渐产生，即可退针至皮下；再将针尖向下呈30°角，快速刺入穴位1.2寸左右，寻找针感，同样施行捻转补法，使患者感觉肩关节有抽动感，守气1分钟；再退针至皮下，按前法依次向上斜刺、守气；又出针至皮下，依法向下斜刺、守气，共操作3次，出针后患者即感肩关节部温暖舒适，嘱其活动肩关节数次。每日1次，效佳。

【来源】[1] 刘建书.实用中医药杂志，1997，6：23.

[2] 陈跃来，等.中国针灸，1999，11：677-678.

第四节　颈椎病

颈椎病多因颈椎骨、椎间盘及其周围纤维结构的损害致使颈椎间隙变窄，压迫神经、血管、脊髓引起的一组症状，多表现为头、颈、臂、手指麻木，严重者有肌肉萎缩，属中医"痹证""痿证"范畴。

◎ 治法（一）

【取穴】颈夹脊，为颈4、5、6、7夹脊穴（棘突下旁开0.5寸）。

【穴性分析】本穴位于颈椎两旁，具有祛风除湿、通利关节、舒筋活络、散寒止痛之功，是治疗颈椎病的效穴。

【操作】取双侧颈夹脊，患者取坐位，头稍前倾，穴位皮肤常规消毒后，用0.35毫米×40毫米一次性毫针直刺约30毫米，颈部夹脊穴要求酸麻感向患肢放射为宜，予平补平泻手法。然后分别接通电子针疗仪，选用连续波，频率为60次/分钟左右，电流逐渐增大至患者可耐受为度，持续电针30～40分钟。

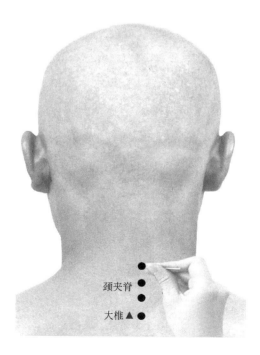

颈夹脊

大椎 ▲▲

【来源】汪洪明，蔡锣杰.电针夹脊穴结合中频电治疗神经根型颈椎病70例［J］.中国中医药科技，2012，19（4）：378.

◎ 治法（二）

【取穴】大椎：在第7颈椎棘突下凹陷处。

【穴性分析】督脉统领一身阳气，本穴位于督脉，有祛风湿、通经络之功，用以治疗项强、肩背痛、腰痛等。

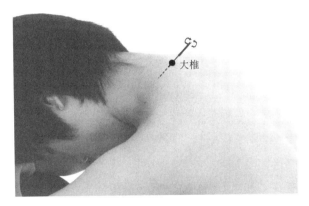

【操作】患者取端坐位，针刺穴位常规消毒后，用0.35毫米×40毫米毫针垂直皮肤进针至7分深，行平补平泻捻转加小幅提插手法，留针30分钟。中间行针2次，起针后点刺大椎，按耐受程度刺5～6次，用中号火罐拔罐8～10分钟，起罐后，擦去瘀血。每周治疗2次，4周为1个疗程。

【来源】李刚.针刺配合大椎刺络拔罐治疗颈型颈椎病的临床研究.广州中医药大学，2009.

◎ 治法（三）

【取穴】悬钟：在小腿外侧，当外踝尖上3寸，腓骨前缘。

快速取穴法：正坐或侧卧，由外踝尖直上量四横指，当腓骨前缘处即是。

【穴性分析】本穴为八会穴之一，髓之会，髓居骨中并充养于骨，故有强筋健骨、舒筋活络、祛风散寒之功，主治半身不遂、颈项强痛、膝腿痛、脚气等。

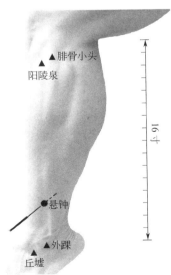

【操作】患者取坐位，常规消毒一侧穴位皮肤，用28～30号1.5寸毫针，向上快速斜刺入悬钟穴，进针1.0～1.2寸深，待局部产生酸胀的感应后，将毫针针柄左右摇动，10余下，然后再进针0.1寸，行轻微震颤手法，如此反复操作2～3分钟，尽量使酸胀感经过膝、大腿到髋部，继而有温热感向上经胁肋部抵达颈部，留针10分钟。每日1次。

【来源】吕景山，等.单穴治病选萃.北京：人民卫生出版社，1993.

◎ 治法（四）

【取穴】后溪：在手掌尺侧，微握拳，当小指本节（第5掌指关节）后的远侧掌横纹头赤白肉际。

快速取穴法：（1）仰掌，握拳，第5掌指关节后，有一皮肤皱襞，其尖端即是。

（2）仰掌，半握拳，手掌第二横纹尺侧端即是。

（3）仰掌，半握拳，手掌尺侧，小指掌指关节后，即第5掌骨头后缘凹陷处，其手掌面、背面交界线（即赤白肉际）即是。

【穴性分析】本穴为手太阳小肠经输穴，输主体重节痛，故有散风寒、祛风湿、通经络、止痹痛之功，又为八脉交会穴之一，通于督脉，是治疗头项疼的要穴。

【操作】患者取坐位，嘱其自然握拳，常规消毒局部皮肤后，用28～30号2.5寸毫针，快速直刺入后溪穴，施行捻转法将针透刺向合谷穴，进针2寸左右，待得气后行捻转提插补泻法，使针感向上肢、肩、颈部传导为佳，刺激量以患者能忍受为度。留针30分钟，每10分钟行1次，行针时嘱患者摇动颈部，上肢麻痛者活动上肢。可辨证配穴，针后配合颈椎常规牵引。每日1次，10次为一个疗程，休息3天后再行第2个疗程，一般需治疗2个疗程。

【来源】罗广生，等.针灸临床杂志，1998，5：9.

◎ 治法（五）

【取穴】外关：在前臂背侧，当阳池与肘尖的连线上，腕背横纹上2寸，尺骨与桡骨之间。

快速取穴法：立掌，腕背横纹中点直上两横指，前臂两骨头之间处即是。

【穴性分析】三焦为一身之气的通道，本穴位于手少阳三焦经，三焦经气血在此胀散外行，故本穴有祛风湿、通经络、止痹痛之功，主治目外眦、颈、肩、背痛、肘臂屈伸不利、手指疼痛、手颤等。

【操作】患者取仰卧位或坐位，使其掌心向内，选定穴位（每次取单侧穴位，交替使用）后，局部皮肤用75%酒精常规消毒，用28～30号1.5寸毫针，垂直快速刺入穴位，进针1寸左右，针下有阻挡感、沉胀感为佳；然后先行提插5～6次，待针下有空虚感后，再行小幅度快速捻转（150次/分），同时配合小幅度缓慢提插。在针刺过程中嘱患者缓慢旋转头颈部及患侧上肢，直至疼痛等症状明显减轻后出针。每日1次，10次为1个疗程。

【来源】董建.中国针灸，2000，1：38.

◉ 治法（六）

【取穴】天柱：在项部，大筋（即指斜方肌）外缘之后发际凹陷中，约当后发际正中旁开1.3寸。

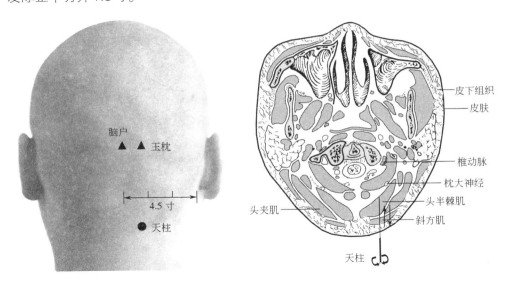

快速取穴法：低头，由后发际正中直上0.5寸处，并由此旁开约二横指（即食中两指），项部大筋的外缘处即是。

【穴性分析】太阳主外主表，本穴位于足太阳膀胱经，有祛风湿、通经络之功，用以治疗肩背痛，足不任身等。

【操作】患者取俯坐位，穴位局部皮肤常规消毒后，用28～30号2寸长毫针，垂直快速刺入穴位，进针1～1.5寸，得气后给予提插捻转2～3分钟，留针20～30分钟，针感可根据需要向上传至头部，向下传至肩背及腰部或传至上肢。每日1次，效果显著。

【来源】吕景山，等.单穴治病选萃.北京：人民卫生出版社，1993：133-135.

第五节 落 枕

落枕多由睡眠时体位不适，或风寒侵袭，致使气血不和，筋脉拘急所致。表现为一侧项部肌肉强直，酸痛，活动受限，活动时疼痛加剧，并牵拉肩背和上臂部扩散痛，检查可见项部肌肉痉挛，明显压痛，头项可向一侧㖞斜，现代医学中颈扭伤、劳损性颈椎关节病、项肌风湿痛与本病相似。

◉ 治法（一）

【取穴】外劳宫：在手背侧，当第2、3掌骨之间，掌指关节后约0.5寸处。

【穴性分析】本穴有祛风湿、通经络、消肿止痛之功，用以治疗手背红肿、颈椎病、落枕、五指不能屈伸等，是治疗落枕的经验效穴。

【操作】患者取正坐位，选取患侧手背的外劳宫穴，先用75%酒精作常规消毒，用1寸毫针紧贴骨膜垂直手背刺入穴点，以不刺入骨膜为度，深度约为0.5寸。使用提插捻转的较强刺激手法，同时嘱患者活动颈部，并逐步加大活动幅度。每隔5分钟行针1次，留针30分钟后出针。每周治疗3次，3次为1个疗程。

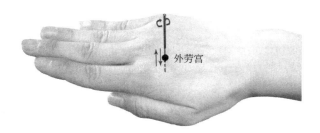

【来源】刘炫斯，李珍.针刺患侧外劳宫穴治疗急性落枕36例［J］.河南中医，2012，32（3）：352-353.

◉ 治法（二）

【取穴】悬钟：在小腿外侧，外踝尖上3寸，腓骨后缘。

【穴性分析】本穴为八会穴之一，髓之会，髓居骨中并充养于骨，故有强筋健骨、舒筋活络、祛风散寒之功，主治半身不遂、颈项强痛、膝腿痛、脚气等。

【操作】1.5寸毫针，找准穴位常规消毒，左手固定针尖于悬钟穴上，右手持针柄以直角捻转进针，直刺0.5～0.8寸，施用平补平泻法，针刺得气后留针20～30分钟，中间行针一次，每天一次。

【来源】李伟.手针针刺治疗落枕40例［J］.当代医学，2006，16（16）：157.

◎ 治法（三）

【取穴】后溪：在手掌尺侧，微握拳，当小指本节后的远侧掌横纹头赤白肉际。

【穴性分析】本穴为手太阳小肠经输穴，输主体重节痛，故有散风寒、祛风湿、通经络、止痹痛之功，又为八脉交会穴之一，通于督脉，是治疗头项疼的要穴。

【操作】取患侧的后溪穴，采用28号1寸的不锈钢针灸针，常规消毒后，针尖向手腕部透刺，采用快速捻转针柄，同时请患者主动活动颈部，在患者边活动颈部时边快速捻转针柄，5～10分钟后出针。

【来源】施丽俊，高强.针刺后溪配合运动疗法治疗落枕60例［J］.中外医疗，2009，36：115.

◎ 治法（四）

【取穴】支沟：在前臂背侧，当阳池与肘尖的连线上，腕背横纹上3寸，尺骨与桡骨之间。

快速取穴法：掌背横纹中点上四横指，前臂的桡、尺骨之间即是。

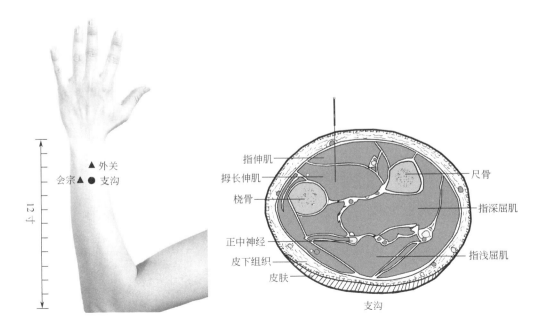

【穴性分析】三焦为一身气之通道，本穴位于手少阳三焦经，有祛风湿、通经络、止痹痛之功，主治目外眦、颈、肩、背痛。

【操作】患者取坐位，双手平放于桌面，常规消毒支沟穴位（带状疱疹者配阳陵泉）皮肤，用28～30号2寸毫针，快速直刺入穴位，进针约1.5寸，运针得气后，留针20～30分钟，其间可行针2～3次。每日1次，效佳。

【来源】徐学良.针灸临床杂志，1997，4-5：71.

◉ 治法（五）

【取穴】阳陵泉：在小腿外侧，当腓骨头前下方凹陷处。

快速取穴法：正坐，屈膝成直角，膝关节外下方，腓骨小头前缘与下缘交叉处有一凹陷即是。

【穴性分析】本穴归于足少阳胆经，为八会穴之一，筋之会，具有舒筋活络、祛风除湿、活血散寒、疏利关节、通痹止痛之功，是治疗筋脉麻痹之要穴。

【操作】患者取坐位，常规消毒双侧穴位皮肤，术者持28～30号2.5寸毫针，以双手进针法将针快速刺入穴位，直刺1.5～2寸，待局部产生酸、麻、胀等得气感觉

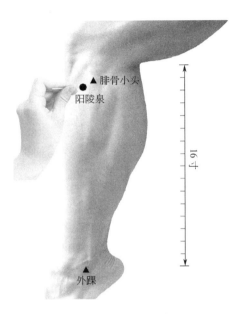

后，用提插（紧提慢按）及龙虎交战（先左转9次，后右转6次）两法，反复交替使用，施行手法时嘱患者活动颈项部，然后留针20分钟。每日1次。

【来源】赵福成.贵阳中医学院学报，1987，2：36.

◉ 治法（六）

【取穴】中渚：在手背部，当环指本节（掌指关节）的后方，第4、5掌骨间凹陷处。

快速取穴法：握拳俯掌，在手背第4、5掌骨头之间，掌指关节后方凹陷处即是。

【穴性分析】输主体重节痛，本穴为三焦输穴，故有舒筋活络、通痹止痛之功，用以治疗肩背肘臂痛，手指不能屈伸等。《席弘赋》：久患伤寒肩背痛，但针

中渚得其宜。

【操作】（1）针刺法。患者取坐位，健侧穴位皮肤消毒后，用28～30号2寸毫针，针尖朝上快速刺入穴位，进针1寸左右，得气后，施行强刺激量的提插捻转手法，尽量使针感向上传导；同时让患者逐渐旋转其颈项，作前俯后仰的动作。间歇1分钟后再依法运针，如此反复，直至活动自如。每日1次，一般1次多可获愈。

（2）指压法。患者取坐位，医者站在其前面，右手拇指按压患侧的穴位，并用食、中指在掌侧相对用力紧捏（拿），以患者有明显的酸、麻、胀感并向上肢传导为度；同时嘱患者活动颈部，幅度从小到大，直至活动自如、疼痛消失为度，每次1～2分钟。每日1次。

【来源】［1］胡伟勇.江西中医药，1987，1：45.
　　　　［2］易道龙.四川中医，1988，1：40.

◉ 治法（七）

【取穴】天宗：在肩胛部，当冈下窝中央凹陷处，与第4胸椎相平。

快速取穴法：（1）自然垂臂，由肩胛冈下缘中点至肩胛骨下角的连线上，当上1/3与下2/3交点处即是。

（2）肩胛冈下缘与肩胛骨下角连一直线，与第4胸椎棘突下平齐处，与膈俞、肩贞穴成三角形处即是。

【穴性分析】太阳主外主表，本穴位于手太阳小肠经，居冈下窝中，有祛风散寒、通络止痛之功，可治颈项强痛、肩胛痛、肘臂外后侧痛等。

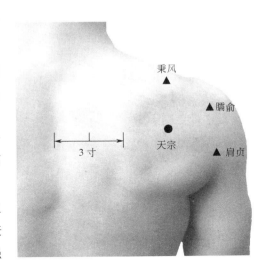

【操作】患者取坐位，医者用一拇指端或屈曲的拇指指间关节桡侧，在患侧的穴位上做指揉法，先轻揉1～2分钟，再逐渐加大指力按揉，直至局部有酸、麻、胀、痛等"得气"感明显为度；同时，嘱患者配合做颈部的前后、左右及旋转活动，其幅度由小渐大。最后再轻揉穴位1～2分钟结束，若不愈者可如法再指揉健侧天宗穴。每日1次。

【来源】王道全.江西中医药，1992，5：49.

◉ 治法（八）

【取穴】丰隆：在小腿前外侧，当外踝尖上8寸，条口外，距胫骨前缘二横指（中指）。

快速取穴法：正坐屈膝，外膝眼（犊鼻）穴与外踝前缘平外踝尖处连线的中点，距胫骨前脊约二横指处即是。

【穴性分析】本穴既是足阳明胃经之穴，又沟通足太阴脾经，具有通经活络，化痰，祛风除湿之功，近条口穴，是治疗颈肩痛的效穴。

【操作】穴位局部皮肤常规消毒后，用毫针快速刺入穴位1.5～2寸，当有酸、麻、胀感产生时，可持续捻转毫针1～2分钟，强度以患者能耐受为度，同时嘱患者缓慢以从小到大的幅度活动头部，留针20分钟，其间再运针1次。

【来源】叶明柱.上海针灸杂志，1990，3：37.

◉ 治法（九）

【取穴】养老：在前臂背面尺侧，当尺骨小头近端桡侧的凹陷中。

快速取穴法：手掌心先向下伏于台面，另一手食指捺在尺骨小头最高点，然后顺时针转动手掌，使掌心对胸，另一手指随尺骨小头滑动而摸至骨边缘，其所指处即是。

【穴性分析】此穴是阳明经之原穴，又位关口，是调理人体气机之大穴，通过调气，以达理血活血，通经止痛之效，可治疗大肠经循经部位的疼痛、麻木、冰冷、发热、瘫痪等。

【操作】常规消毒健侧穴位皮肤，用28～30号1寸毫针，向肘方向快速刺入1～1.5寸，行捻转提插之泻法1～2分钟，使患者产生强烈的酸胀针感，并向肘、肩、颈和腰部放散，留针20分钟，留针期间行针数次；同时令患者慢慢活动颈部，左右旋转，反复多次。每日1次。

【来源】［1］张林昌，等.上海针灸杂志，1998，1；29.

［2］王登旗.广西中医药，1995，1：31.

［3］王守平.中国针灸，2000，6：354.

◉ 治法（十）

【取穴】合谷：在手背，第1、2掌骨间，当第2掌骨桡侧的中点处。

快速取穴法：（1）拇、食指张开，使虎口拉紧，另一手的拇指关节横纹压在虎口上，拇指关节向前弯曲压在对侧的拇、食指指蹼上，拇指尖所指处即是。

（2）拇、食指并拢，两指掌骨间有一肌肉隆起（骨间背侧肌），隆起肌肉之顶端即是。

【穴性分析】太阳主外主表，本穴为手太阳小肠经郄穴，具有祛风湿、通经络、止痹痛之功，主治循行部位的急性痛症。

【操作】患者取坐位或仰卧位，常规消毒穴位局部皮肤后，用26～30号3寸毫针，快速垂直刺入穴位，给予强刺激手法，得气后留针10～20分钟。颈项右转受牵掣和疼痛者，针左侧穴位；颈项左转受牵掣和疼痛者，针右侧穴位；颈项左右转动和屈伸均困难者，针双侧穴位，并直刺透至后溪穴。若疗效尚不明显者，可加刺大椎穴，一般即可获效。

【来源】归成.广西中医药，1992，5：47.

◎ 治法（十一）

【取穴】承山：在小腿后面正中，委中与昆仑之间，当伸直小腿或足跟上提时，腓肠肌肌腹下出现尖角凹陷处。

快速取穴法：（1）直立，两手上举按着墙壁，足尖着地，足跟用力上提，小腿后正中的肌肉紧张而出现"人"字形，"人"字尖下凹陷处即是。

（2）俯卧，下肢伸直，足跗挺而向上，其腓肠肌部出现人字陷纹，从其尖下取穴。

（3）侧卧，下肢伸直，腘横纹中央至外踝尖平齐处连线的中点即是。

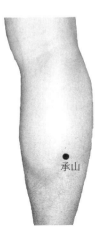
承山

【穴性分析】本穴归于足太阳膀胱经，具有疏通膀胱经气、祛风湿、散风寒、止痹痛之功，可治疗膀胱经循行部位的疼痛。

【操作】患者取站立位，术者用两手拇指同时按压双侧穴位，每次5～10分钟，手指的压力以患者能忍受为度；同时嘱患者配合活动颈部，左右、前后、俯仰、旋转等方向活动，频率由慢到快，幅度由小到大。轻者按压后多可立即见效，重者3小时后再重复按压，每日2次。

【来源】[1] 高家亮.四川中医，1992，3：49.

[2] 吕景山，等.单穴治病选萃.北京：人民卫生出版社，1993.

⊙ 治法（十二）

【取穴】风池：在项部，当枕骨之下，与风府相平，胸锁乳突肌与斜方肌上端之间的凹陷处。

快速取穴法：俯伏坐位，医者以拇、食指从枕骨粗隆两侧向下推按，当至枕骨下缘凹陷处与乳突之间，即斜方肌与胸锁乳突肌之间，用力按之有酸胀麻感处即是。

【穴性分析】本穴为足少阳、阳维之会，阳维为病苦寒热，故有祛风散邪解表的作用，是治疗表证的常用穴，主治感冒、头痛、热病初期、疟疾、颈项强痛等。

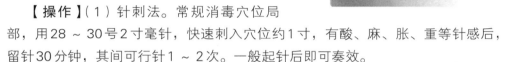

【操作】（1）针刺法。常规消毒穴位局部，用28~30号2寸毫针，快速刺入穴位约1寸，有酸、麻、胀、重等针感后，留针30分钟，其间可行针1~2次。一般起针后即可奏效。

（2）悬灸法。患者正坐位，医者用点燃的艾条对准双侧穴位进行熏灸，距离以患者略感皮肤有温感为佳（距0.5~1寸），使患者局部有温热感而无灼痛，一般每穴灸3~5分钟，至皮肤稍稍呈红晕为度，一般1次获效。

【来源】［1］钟云朋.四川中医，1985，6：41.

［2］陈远宏.四川中医，1987，6：49.

⊙ 治法（十三）

【取穴】内关：在前臂内侧，当曲泽与大陵的连线上，腕横纹上2寸，掌长肌腱与桡侧腕屈肌腱之间。

快速取穴法：伸臂仰掌，微屈腕关节，从掌后第一横纹正中直上2横指，当掌长肌腱与桡侧腕屈肌腱之间即是。

【穴性分析】本穴为手厥阴心包经的络穴，别走手少阳三焦经，能沟通表里二经，具有祛风通络、活血止痛之功，是治疗落枕的重要配穴。

【操作】患者取坐位，患侧前臂平伸、手腕稍弯曲，术者用一手拇指掐压患者内关穴，同时中指或食指抵于外关穴（要求两者同时相对用力），掐压1~2分钟，力量由轻而重逐渐增加，使其压力从内关透达外关穴，病者局部有酸、胀、

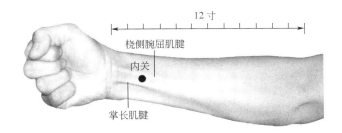

麻、热感或有向上传导的感觉。在掐压过程中，嘱患者作颈部的左右旋转、前屈后仰等自由活动。一般在1分钟左右，患者症状会明显减轻或消失；少数症状缓解不消失者，可在疼痛部位再次点压，并在颈部简单地理筋分筋。

【来源】［1］周用浩，等.新中医，1983，7：42.

［2］张合县.新中医，1979，2：43.

─〈 **第六节　肱骨外上髁炎** 〉─

又称肱桡滑囊炎，俗称"网球肘"，是指肱骨外上髁、桡骨头、肱桡关节滑囊处无菌性炎症而言。多因前臂旋转用力不当，致使前臂伸腕肌的起点处扭伤所致，祖国医学称为"肘痛"，多由劳伤筋脉、气血失和所致，以肘关节外侧疼痛，用力握拳及前臂旋转动作时加剧为主要表现，在肘关节外侧、肱骨外上髁、肱桡关节和桡骨小头的前缘等处可以找到压痛点。

◎ 治法

【取穴】阿是穴。

【操作】患者均采用坐位，将肘关节屈曲90°平放于治疗桌面上，找出明显的压痛点做好标记，进行常规消毒后，局部麻醉，在无菌条件下右手持刀柄，左手持无菌纱布块，扶持针体，使针刀口沿伸腕肌纤维走向平行，针体向桌面垂直刺入至肱骨外上髁，先用纵行疏通剥离法，再用切开剥离法，直至锐边已刮平。然后使针体与桌面成45°角，用横形铲剥法使刀口紧贴骨面剥开骨突周围软组织粘连，再疏通一下伸腕肌、伸指总肌、旋后肌肌腱，出针压迫针孔片刻，待不出血为止，5天后还未愈，再做1次治疗，最多不超过2次。

【来源】高军大.针刀治疗肱骨外上髁炎思路与方法［J］.中国中医药信息杂志，2012，19（7）：95.

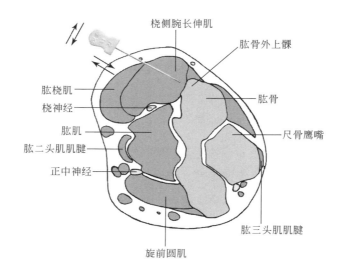

桡侧腕长伸肌
肱骨外上髁
肱桡肌
桡神经
肱骨
肱肌
尺骨鹰嘴
肱二头肌肌腱
正中神经
肱三头肌肌腱
旋前圆肌

第七节　腱鞘囊肿

腱鞘囊肿多发生于关节或肌腱附近，多与局部损伤有关，症见囊肿部隆起，有时伴有酸痛、乏力，多见于腕关节背面、足背、膝的内外侧，肘窝内亦可发生，触诊呈核状，可稍有滑动，当囊肿内充满液体致张力增大时，则显得坚硬。

◎ 治法

【取穴】阿是穴（肿块局部）。

【操作】患者取正坐位，屈肘平腕。医生左手拇、食指挤住囊肿，将内容物推至一边，避开血管，使囊肿突起，将三棱针在酒精灯上烧红，对准囊肿迅速刺入，针刺深度以刺到囊肿基底部为准，刺入之后快速出针。然后两手持干棉球在针孔周围挤压，放出胶状黏液，挤压干净。用酒精棉球擦干消毒后再挤干酒精棉球压迫包扎。3日内不要沾水，3日后取下敷料即愈。不愈者，1周后再施术1次。

【来源】何云.火针治疗腱鞘囊肿32例的临床体会［J］.中国医药指南，2011，27（9）：130-131.

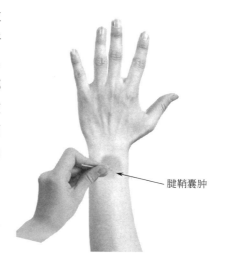

腱鞘囊肿

第八节 急性腰扭伤

急性腰扭伤多因活动时姿势不正，用力不当，过度负重，剧烈运动或外力撞击损伤所致，以局部软组织疼痛，活动时加重为特点；一般受伤后即感疼痛，活动受限，也有在伤半天或一天、多天后出现疼痛、活动不便的。检查可见局部压痛，肌肉紧张，中医称"腰痛"。

◎ 治法（一）

【取穴】腰痛穴：位于印堂上1寸，在神庭穴与印堂穴中点。

【穴性分析】本穴为经外奇穴，有舒筋活络，化瘀止痛之功，是治疗腰痛的经验效穴。

【操作】患者取坐位或卧位。常规局部消毒后，用28号3寸毫针，沿皮下骨膜向印堂方向平刺1～1.5寸，采用上下提插手法施以中强刺激，以出现局限性的酸麻胀为得气。一般留针5～15分钟，每5分钟行针1次，得气后令病人活动腰部，以利气血运行。

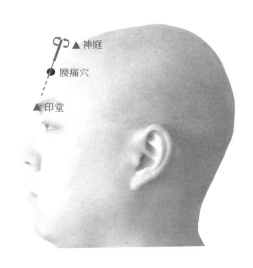

【来源】侯智，魏欣.平衡针治疗急性腰扭伤210例〔J〕.中国民间疗法，2004，12（5）：14.

◎ 治法（二）

【取穴】水沟：在人中沟上1/3与下2/3交点处。

【穴性分析】本穴归于督脉，可调节督脉经气，具有通络、强脊、止痛之功，主治脊膂强痛、挫闪腰痛等。

【操作】穴位常规消毒，操作者用

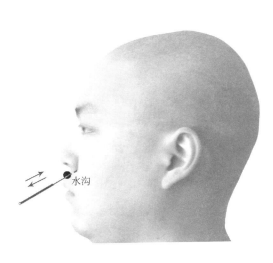

左手从鼻唇沟的两侧轻轻捏起肌肉，用1寸毫针刺入，针尖向上呈15°夹角，然后快速刺入0.2～0.3寸，先旋转半圈，再行针雀啄法，反复行针约1分钟，同时嘱患者缓慢活动腰部，运动幅度由小到大，留针15分钟，出针时一般不扪针孔。

【来源】夏阳.针刺水沟为主治疗非洲人急性腰扭伤68例［J］.针灸临床杂志，2011，27（10）：28-29.

◎ 治法（三）

【取穴】委中：在腘横纹中点。

【穴性分析】膝为筋之府，本穴位居腘窝，具有舒筋活络、祛风湿、止痹痛之功，主治腰痛、髋关节痛、腘筋挛急、下肢痿痹、半身不遂等。如《四总穴歌》：腰背委中求。《针灸摘英集》：久虚腰痛，重不能举，刺而复发者，刺委中。

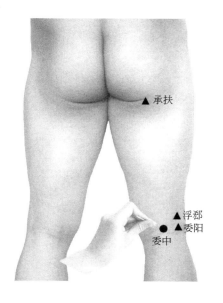

【操作】患者取俯卧位，暴露下肢，使腘窝部皮肤绷紧，在腘横纹上委中穴或两侧寻找怒张的表浅静脉，常规消毒后，用消毒好的三棱针点刺放血，如果出血不畅，可用手同时从大腿上部向腘窝部，从腓肠肌向上推出血，让出血量达1～3毫升或更多为佳；然后取一中号玻璃罐，用镊子夹95%的酒精棉球，点燃后在罐内绕1～3圈随即抽出，并迅速拔在点刺的部位，留罐10～15分钟，起罐后拭净血液，用消毒的棉球压迫针刺部位，同时嘱患者刺血处当日不可触水，以防感染。每天治疗1次，或隔日1次，3次为1个疗程。

【来源】惠秀杰，侯利.委中穴点刺放血拔罐治疗急性腰扭伤［J］.中国社区医师，2011，13（8）：139.

◎ 治法（四）

【取穴】攒竹：在面部，当眉头凹陷中，眶上切迹处。

快速取穴法：患者皱起眉毛时，眉头内侧端隆起处即是。

【穴性分析】本穴归足太阳膀胱经，太阳主外主表，故具有祛风解表、通络止痛之功，可治疗膀胱经循行部位上的痛症。

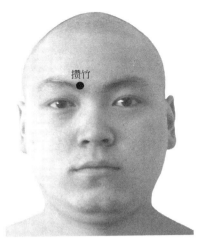

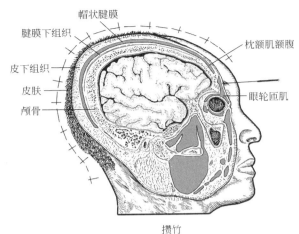

攒竹

【操作】（1）针刺法。常规消毒穴位皮肤后，先让患者尝试活动腰背部，当其出现最痛的受限制姿势时，医者即取28～30号1寸毫针，快速直刺入穴位约0.2～0.3寸，待患者局部产生酸麻胀感时，施行捻转的平补平泻手法1～3分钟，然后留针30分钟左右，每5～10分钟依法行针1次，同时嘱患者配合做俯、仰、蹲、旋转等动作。每日针1～2次，效果显著。

（2）指压法。患者取仰卧位，医者站立于其侧边，用双手拇指紧压在双侧穴位上，其余四指并拢后放在头侧部，由轻到重给予按摩，使患者局部有疼痛及发热感，可反复施治2～3次。

【来源】［1］姚伟.中国针灸，1992，2：28.

［2］严晓春.针灸临床杂志，2000，1：38-39.

［3］李文欣，等.四川中医，1993，1：53.

◎ 治法（五）

【取穴】睛明：在面部，目内眦角稍上方的凹陷处。

快速取穴法：闭上眼睛，眼内角内侧旁开0.1寸并向上0.1寸处，即眼眶内缘与眼睑内侧之间即是。

【穴性分析】本穴为足太阳膀胱经起始穴，又是手足太阳、足阳明、阴跷、阳跷五脉交会穴之一，可疏通经脉，直达病所，具有活血化瘀、通经活络止痛之功，可治膀胱经循行部位上的痛症。

【操作】穴位局部皮肤用酒精棉球常规消毒后，嘱患者闭上眼睛，医者用左手轻推眼球向外侧固定，右手持28～30号2寸毫针，紧靠眶内缘缓慢直刺入

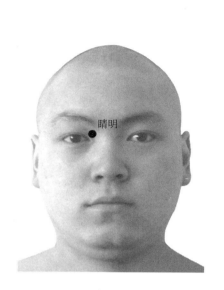

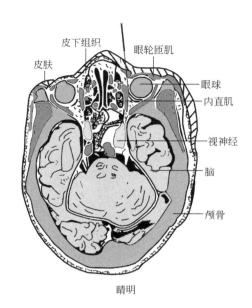

睛明

0.5～1寸，以病人局部有酸胀感为度，不提插、不捻转，同时嘱患者站立作前屈、后伸、侧弯等各方向的腰部活动，幅度由小到大，留针15分钟。出针后按压针孔片刻，以防出血。一般针刺1～2次即可获愈。

【来源】［1］燕金芳，等.中国针灸，1998，9：544.

［2］赵设林.中国乡村医生，1987，12：39.

［3］潘以瑞.浙江中医杂志，1966，1：21.

◎ 治法（六）

【取穴】印堂：在额部，当两眉头之中间。

快速取穴法：两眉头连线的中点，正对着鼻尖处即是。

【穴性分析】本穴位于督脉，可调节阴阳平衡，疏通十二经脉之气，使气机通畅，经气通调，起到止痛而使病愈，可治疗督脉所过部位的病证。

【操作】患者坐位，常规消毒穴位局部皮肤后，医者先用左手拇、食二指将患者穴周的皮肤捏起，右手持28～30号1寸毫针，快速直刺入皮下，再横刺0.3～0.5寸，给予捻转手法，待患者得气后，留针20分钟左右（一般不宜超过半小时）；同时，嘱患者起立，配合做适当的腰部活动（如转动、前弯、后伸等），以患部出汗为度。每日1次，3次为一个疗程。

【来源】［1］吕景山，等.单穴治病选萃.北京：人民卫生出版社，1993.

［2］吴琦.新中医，1984，2：40.

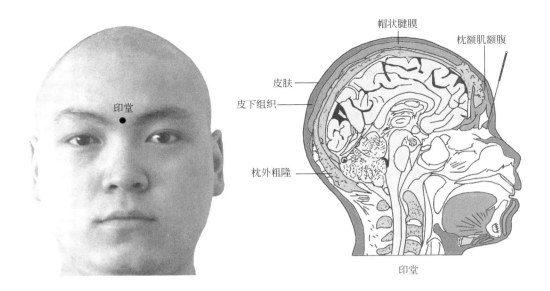

印堂

治法（七）

【取穴】承山：在小腿后面正中，委中与昆仑之间，当伸直小腿或足跟上提时，腓肠肌肌腹下出现尖角凹陷处。

快速取穴法：（1）直立，两手上举按着墙壁，足尖着地，足跟用力上提，小腿后正中的肌肉紧张而出现"人"字形，"人"字尖下凹陷处即是。

（2）俯卧，下肢伸直，足跖挺而向上，其腓肠肌部出现人字陷纹，从其尖下取穴。

（3）侧卧，下肢伸直，腘横纹中央至外踝尖平齐处连线的中点即是。

【穴性分析】本穴归于足太阳膀胱经，具有疏通膀胱经气、祛风湿、散风寒、止痹痛之功，主治腰背疼、腿痛转筋、脚气等。如《马丹阳十二穴歌》：承山名鱼腹，腨肠分肉间，善治腰疼痛，痔疾大便难，脚气并膝肿，展转战疼酸，霍乱及转筋，穴中刺便安。

【操作】（1）针刺法。患者站立位（扶墙或椅），患侧穴位皮肤常规消毒后，术者用左手中、食二指绷紧局部皮肤，右手持28～30号1.5寸不锈钢毫针，快速刺入穴位，得气后，给予强刺激，施行提插、捻转的手法，使酸、麻、胀感觉向跟腱部或大腿部放散，最好能传至腰部；并嘱患者配合活动腰部，幅度从小到大。留针10分钟后再依法行针，直至疼痛减轻或消失，出针。每日1次，一般1～2次即可治愈。

（2）水针法。患者取俯卧位或站立位（扶物），用5毫升无菌注射器套上

6 ~ 7号针头，抽取当归注射液2 ~ 4毫升，局部皮肤常规消毒后，针尖向外侧快速刺入穴位，待有酸、麻、胀感后，若回抽无血，则缓慢注入药液，每穴1 ~ 2毫升。每日或隔日1次，3次为限。

【来源】[1]陈焕寸.新中医，1993，5：36.

[2]阎庆瑞.上海中医药杂志，1963，11：25.

[3]卓培炎.福建中医药，1983，3：9.

◎ 治法（八）

【取穴】昆仑：在足部外踝后方，当外踝尖与跟腱之间的凹陷处。

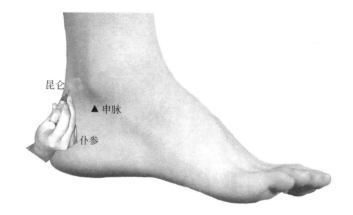

快速取穴法：正坐位垂足着地或俯卧位，经外踝尖作一水平线与跟腱外侧的相交，则外踝尖与该交点的连线中点即是。

【穴性分析】本穴位于足太阳膀胱经，居足跟，具有舒筋活络、通利关节、祛风除湿、散寒止痛之功，主治项强、肩背拘急、腰痛、脚跟痛等。如《马丹阳十二穴歌》：昆仑足外踝，跟骨上边寻，转筋腰尻痛，暴喘满中心，举步行不得，一动即呻吟，若欲求安乐，须于此穴针。

【操作】（1）针刺法。患者取前屈侧卧位，常规消毒局部皮肤后，医者用28 ~ 30号1寸毫针，快速直刺入穴位，得气后持续捻转毫针10 ~ 20分钟，患者自感腰部疼痛减轻。此时，医者可用持针器或止血钳，挟住毫针跟皮肤相接的部分针身，将毫针压弯，并用胶布固定。然后令患者抱住双膝，医者轻轻地拍打腰部，让其下床作腰部的相应活动，最后结束治疗。固定的毫针可根据病情需要，留针1 ~ 2小时或更长时间，但一般不超过24小时。

（2）弹拨法。患者取仰卧位，充分暴露穴位，术者将右手拇指指尖放在患侧穴位上，先向下用力按压，然后手指向外踝方向滑动，弹拨时术者可感觉到手指下有一根筋在滚动，患者可感觉麻、痛、胀感或有触电感向足心放射，双侧穴位各弹拨3次。每日1次，效果满意。

【来源】［1］田常文.上海针灸杂志，1994，1：21.

［2］梁益陆.针灸学报，1992，3：45.

◎ 治法（九）

【取穴】养老：在前臂背面尺侧，当尺骨小头近端桡侧的凹陷中。

快速取穴法：手掌心先向下伏于台面，另一手食指捺在尺骨小头最高点，然后顺时针转动手掌，使掌心对胸，另一手指随尺骨小头滑动而摸至骨边缘，其所指处即是。

【穴性分析】本穴为手太阳小肠经郄穴，主治循行部位的急性痛症，手、足太阳经同名经同气相求，故亦可治膀胱经循行部位上的痛症，如肩背肘臂痛、急性腰疼等。

【操作】常规消毒患侧穴位（效果不满意时取双侧），选取26～28号1～1.5寸毫针，以捻转手法将针迅速刺入穴位皮下，针尖斜向肘部进针0.5～1寸，使局部产生酸、麻、胀、重之感，或出现冷、热、出汗、轻松等感觉为宜；同时，嘱患者配合做腰部活动，其幅度由小到大，速度由慢到快。留针20～30分钟后出针，一般经1～3次治疗均可获效。

【来源】［1］张林昌，等.上海针灸杂志，1998，1：29.

［2］刘万海，等.新中医，1993，9：214.

◎ 治法（十）

【取穴】支沟：在前臂背侧，当阳池与肘尖的连线上，腕背横纹上3寸，尺骨与桡骨之间。

快速取穴法：掌背横纹中点上四横指，前臂的桡、尺骨之间即是。

【穴性分析】三焦为一身气之通道，本穴位于手少阳三焦经，有祛风湿、通经络、止痹痛之功，是治疗疼痛的要穴，可用以治疗急性腰扭伤。

【操作】（1）针刺法。患者取坐位，双侧穴位常规消毒后，用28～30号2寸毫针，快速直刺入1～1.5寸，得气后给予强刺激，大幅度捻转毫针1～2分钟，同时让患者配合活动腰部，作弯腰及左右旋转等动作，留针15～30分钟。每日1次。

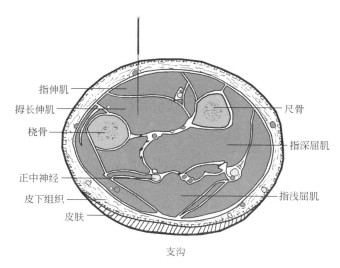

支沟

（2）针罐法。患者取坐位，局部皮肤常规消毒后，用28～30号1.5寸毫针快速进针，针尖稍向上刺入穴位1寸左右，提插捻转得气后，嘱患者深呼吸或咳嗽，在吸气时大幅度捻转快速进针，呼气时缓慢出针，使针感向上传导至肩部或胁部，同时令患者带针做起坐、弯腰、行走、转侧、踢脚、下蹲等活动。留针20分钟，5～10分钟行针1次。起针后在腰部用闪火法拔罐，留罐10分钟。每日1次，一般治疗1次即可获效。

【来源】［1］彭道贤.浙江中医杂志，1988，3：132.

［2］陈保安.山东中医杂志，1994，7：328.

［3］徐百秀，等.上海针灸杂志，1990，3：10.

◉ 治法（十一）

【取穴】束骨：在足外侧，足小趾本节（第5跖趾关节）的后方，赤白肉际处。

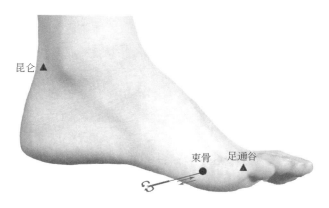

快速取穴法：正坐垂足着地，或仰卧，于足外侧缘赤白肉际，当第5跖骨小头后缘处。

【穴性分析】本穴为足太阳膀胱经输穴，输主体重节痛，故有通经活络、祛风止痛之功，主治项强、腰脊痛、下肢后侧痛等。

【操作】常规消毒患侧穴位，用1寸毫针直刺入0.3～0.4寸，进针手法要快，施予提插捻转补泻手法（以泻法为主），局部出现酸、麻、胀感，并向小腿部循经传导时，可留针5～10分钟，期间依法行针1～2次，同时嘱患者配合腰部的活动。出针前可行针1次，手法稍加重些，完毕后可退针。每日1次，疗效显著。

【来源】郭双建.浙江中医杂志，1992，7：325.

⊙ 治法（十二）

【取穴】肾俞：在腰部，当第2腰椎棘突下，旁开1.5寸。

快速取穴法：由肚脐正中作线环绕身体一周，该线与后正中线的交点即为第2腰椎，由其棘突下旁开食、中二横指处即是。

【穴性分析】腰为肾之府，本穴位于足少阴肾经，有补肝肾、强腰脊、止痹痛之功，亦是治疗肾虚腰膝酸痛的常用穴。《玉龙歌》：肾弱腰疼不可当，施为行止甚非常，若知肾俞二穴处，艾火频加体自康。

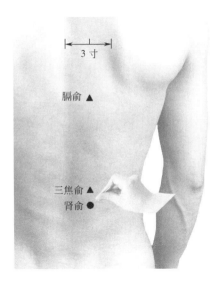

【操作】（1）针刺法。患者取坐位，常规消毒患侧穴位皮肤后，用28～30号2寸长毫针，指切进针，缓向脊柱缘刺入穴位1.8寸左右，得气后以滞针法维持针感，留针约20分钟；同时，嘱患者配合做腰部的活动，一般1～2次即可获效。

（2）刺络拔罐法。患者侧卧位，常规消毒患侧穴位皮肤，医者先在穴周用双手拇、食指向其中央推按，使血液积聚于针刺部位，接着医者左手拇、食、中指三指夹紧穴位，右手持针（以拇食两指捏住针柄，中指指腹紧靠针身下端，针尖露出1～2分），快速点刺入1～2分深，随即将针迅速退出；然后用闪火法拔罐于穴位上，留罐20～30分钟，吸出血液5～10毫升，再用消毒棉球擦净血迹并按压针孔片刻即可。每天1次，3～5次即愈。

【来源】吕景山，等.单穴治病选萃.北京：人民卫生出版社，1993.

◎ 治法（十三）

【取穴】大椎：在后正中线上，第7颈椎棘突下凹陷中。

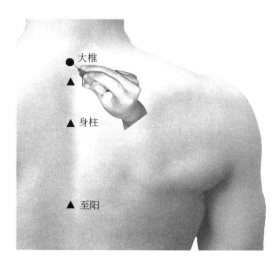

快速取穴法：坐位低头，可见项后上背部脊柱最上方的最高隆起，且能随颈部左右摆动而转动者即是第7颈椎，其下缘凹陷处即是。

【穴性分析】本穴位于督脉，可调节阴阳平衡，疏通十二经脉之气，使气机通畅，经气通调，止痛而使病愈，可治疗督脉所过部位的病证。

【操作】患者取坐位，常规消毒穴位局部皮肤后，用28～30号2寸不锈钢毫针，以套管进针法快速刺入穴位，进针1寸左右，使针尖沿脊椎长轴向下斜刺，施行平补平泻手法，快速捻转毫针，使其产生酸、麻、胀等得气感觉（如果针感很迟钝，医者可用右手拳头轻轻叩打，从大椎至腰之脊椎3遍，以导引经气，促使得气），然后继续快速捻转毫针，并令患者左右顾盼、前后左右弯腰，其幅度由小到大，针刺与运动相结合，留针15～20分钟。每日1次，连续针刺3～5天。

【来源】刘贵仁，等.陕西中医，1985，8：364.

◎ 治法（十四）

【取穴】秩边：在臀部，平第4骶后孔，骶正中嵴旁开3寸。

快速取穴法：侧卧位，脊柱最下端有一高骨即是尾骨，由此向上可以摸到黄豆大小的圆骨即骶角，左右两骶角下缘的连线中点各旁开四横指处即是。

【穴性分析】本穴位于足太阳膀胱经，居腰臀部，有强筋骨、健腰膝、通经活络、祛风散寒、通痹止痛之功，用以治疗腰骶痛、下肢痿痹等。临床用作治疗腰膝痛的配穴。

【操作】常规消毒患侧穴位皮肤，用28～30号4寸毫针，快速直刺入穴位，进针3寸左右，得气后施行提插捻转手法，使局部有酸、麻、胀、重的感觉，并使之尽量向下肢远端放射，有时可达足底或足背外侧。不留针或留针15～20分钟，间歇每5分钟行针1次。每日1次。

【来源】吕景山，等.单穴治病选萃.北京：人民卫生出版社，1993.

⊙ 治法（十五）

【取穴】曲池：在肘横纹外侧端，屈肘，当尺泽穴与肱骨外上髁连线的中点。

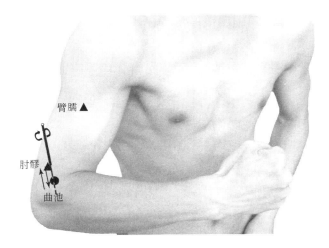

快速取穴法：（1）仰掌屈肘成45°角，肘关节桡侧，肘横纹头即是。

（2）仰掌，微屈肘，尺泽穴与肘关节桡侧的高骨（肱骨外上髁）的中点即是。

【穴性分析】曲池是治疗腰痛的特效穴，《玉龙歌》：区补曲池泻人中。《肘后歌》：腰背若患挛急风，曲池一寸五分攻。

【操作】病人取坐位，嘱患者左手或右手置于桌上，屈肘，常规消毒患侧曲池穴皮肤，选用28～30号1.5寸毫针，直针入穴位1.2寸左右，行捻转提插手法，给予强刺激，在局部产生酸重胀麻感后，尽量使针感向手指传导；行针1分钟后，令患者起立，做前俯后仰、左右转腰、下蹲行走等运动，要求幅度不宜过大，速度不宜过快。每5分钟行针1次，留针20分钟。不少患者当即疼痛消失，腰部活动自如。若仍未愈，可按上法每日治疗1次，多数1～3次可恢复。

【来源】邹勇.针灸临床杂志，1999，9：58-59.

⦿ 治法（十六）

【取穴】后溪：在手掌尺侧，微握拳，当小指本节（第5掌指关节）后的远侧掌横纹头赤白肉际。

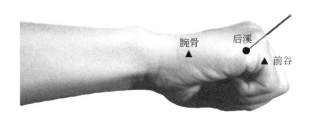

快速取穴法：（1）仰掌，握拳，第5掌指关节后，有一皮肤皱襞，其尖端即是。

（2）仰掌，半握拳，手掌第二横纹尺侧端即是。

（3）仰掌，半握拳，手掌尺侧，小指掌指关节后，即第5掌骨头后缘凹陷处，其手掌面、背面交界线（即赤白肉际）即是。

【穴性分析】本穴为手太阳小肠经输穴，输主体重节痛，故有散风寒、祛风湿、通经络、止痹痛之功，又为八脉交会穴之一，通于督脉，可治督脉循行部位的痛症。

【操作】（1）针刺法。患者取坐位，常规消毒局部皮肤后，用28～30号1.5寸毫针，快速直刺入穴位，进针1寸左右，得气后施行呼吸泻法，使针感尽量上传至肩部，留针30分钟，隔5分钟依法行针1次，同时嘱患者做配合腰部的适当活动。每日1次。

（2）透刺法。患者站立位，手握空拳，常规消毒局部皮肤后，用毫针快速直刺入穴位，并向劳宫及合谷穴透刺，施用强刺激手法，使病者产生酸、沉、麻、胀的感觉，当针感逐渐上行传至肘关节或肩部时，嘱患者配合作蹲起站立、左右转体等活动。留针20～30分钟，隔10分钟行针1次。每日1次。

【来源】［1］吴学文.陕西中医，1992，7：315.

［2］刘克强.针灸临床杂志，2000，9：19.

［3］黄建军.针灸临床杂志，2000，9：36-37.

［4］栾春香.山西中医，1993，2：34.

［5］刘中蓉，等.中国针灸，1995，1：57.

［6］王燕翼.针灸临床杂志，1988，11：39.

◎ 治法（十七）

【取穴】合谷：在手背，第1、2掌骨间，当第2掌骨桡侧的中点处。

快速取穴法：（1）拇、食指张开，使虎口拉紧，另一手的拇指关节横纹压在虎口上，拇指关节向前弯曲压在对侧的拇、食指指蹼上，拇指尖所指处即是。

（2）拇、食指并拢，两指掌骨间有一肌肉隆起（骨间背侧肌），隆起肌肉之顶端即是。

【穴性分析】阳明为多气多血之经，本穴为手阳明大肠经原穴，能调整人体原气，使气血流畅，经脉疏通，故可治疗腰部疼痛。

【操作】（1）合谷刺法。患者取坐位或站立位，双侧穴位局部皮肤常规消毒后，用28～30号2寸毫针，快速直刺入穴位0.5～0.8寸，待得气后，将毫针退出浅层再依次向两侧斜刺，形如鸡爪的分叉状，施行捻转泻法，使患者有酸、麻、胀或触电感觉，最好让针感向上放射到手臂部，向下放射到食指尖端，留针20分钟，隔5分钟行针1次，并嘱患者带针作腰部左右旋转、前俯后仰及下蹲等动作。每日1次，5次为一个疗程。

（2）透刺法。患者坐位，常规消毒患侧穴位皮肤，取3寸毫针迅速刺入合谷穴，沿掌骨穿过劳宫穴直透后溪穴，以患者感到较强的酸、麻、胀和触电感为佳。一般采用强刺激，留针10～15分钟，隔3分钟行针1次，留针期间嘱患者配合做弯腰、下蹲、行走等活动，直至起针为止。每日1次。

【来源】［1］熊修安.上海针灸杂志，1996，5：25.

［2］傅振干.中国针灸，1997，9：525.

◎ 治法（十八）

【取穴】神门：在腕部，腕掌侧横纹尺侧端，尺侧腕屈肌腱的桡侧凹陷处。

快速取穴法：仰掌，手掌小鱼际上角有一突起圆骨，其后缘向上可扪及一条大筋，这一大筋外侧缘（桡侧缘）与掌后腕横纹的交点即是。

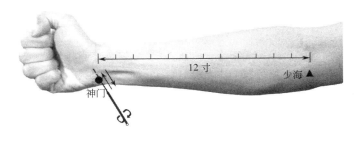

【穴性分析】本穴为治疗腰痛的经验效穴，具有理气活血、祛瘀止痛之功。

【操作】患者取坐位，常规消毒穴位皮肤后，取26～28号1.5寸毫针，针尖略向拇指侧迅速斜刺入患侧穴位，进针深度0.5～1寸，以捻转手法行针，持续给予刺激；同时嘱患者作小幅度的腰部活动，顺序是先左右、再前后各2次。留针15～20分钟，每隔5分钟行针1次。每日1次，一般1～2次即可获效。

【来源】梅永来.中医杂志，1991，3：32.

◉ 治法（十九）

【取穴】内关：在前臂内侧，当曲泽与大陵的连线上，腕横纹上2寸，掌长肌腱与桡侧腕屈肌腱之间。

快速取穴法：伸臂仰掌，微屈腕关节，从掌后第一横纹正中直上2横指，当掌长肌腱与桡侧腕屈肌腱之间即是。

【穴性分析】本穴为手厥阴心包经的络穴，别走手少阳三焦经，沟通表里二经，宣通上、中、下三焦气机，具有祛风通络、活血止痛之功，可治疗多种痛症。

【操作】患者取正坐位，常规消毒穴位皮肤，用28～30号1.5寸长毫针，快速直刺入内关穴并向外关穴透刺，待局部产生酸、麻、胀等得气感后，施以提插、捻转之泻法，当针刺1分钟后，其酸麻胀之针感多可沿着手厥阴经、手少阳经向胸胁部放射。每10分钟依上法行针1次，一般30分钟左右腰痛症状基本可消除。

【来源】王泽涛.中医函授通讯，1992，6：27.

第九节　脱　肛

脱肛亦称直肠脱垂，是指肛管、直肠、乙状结肠下移的黏膜层或肠壁向外脱出于肛门外，老人、妇女和儿童易发。中医学认为是由于体质虚弱，中气不足，气虚下陷所致。现代医学认为是直肠黏膜下层组织和肛门括约肌松弛，或大便用力过度而致。临床表现为大便时肠壁自肛门口脱出，轻症仅觉肛门坠胀，脱出后能自行回复，重症则每次脱出后必须用手托回，甚至咳嗽、喷嚏、行走、劳动时都可脱出。

⊙ 治法（一）

【取穴】长强：在会阴区，尾骨下方，尾骨端与肛门连线的中点处。

【穴性分析】本穴位于督脉，居尾骨下，具有调理下焦，清热利湿之功，是治疗肛疾的要穴，主治泄泻、痢疾、癃淋、阴部湿痒、脱肛等。

【操作】针刺长强穴，行平补平泻法，不留针，起针后稍加按摩，每日1次，6次为一疗程。治疗1~2个疗程，适用于治疗小儿脱肛。

【来源】蒋晓林.针刺治疗小儿脱肛48例［J］.中医外治杂志，2008，17（5）：48.

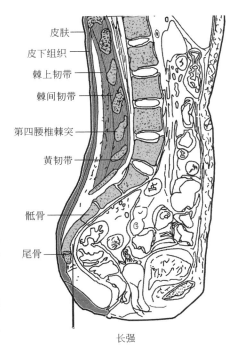

皮肤
皮下组织
棘上韧带
棘间韧带
第四腰椎棘突
黄韧带
骶骨
尾骨

长强

⊙ 治法（二）

【取穴】百会：在头顶，两耳尖直上连线中点。

【穴性分析】督脉为阳经之海，总统一身之阳，百会归于督脉，位居巅顶，有居上治下之功，具有升阳举陷、益气固脱之功，主治脱肛、痔疾、阴挺等。

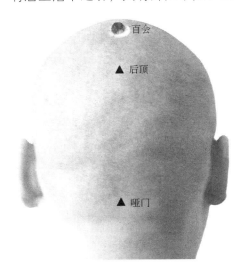

百会
▲ 后顶
▲ 哑门

【操作】（1）用鲜姜1片，贴在百会穴上，上置艾炷灸3~5壮。亦可用艾条灸，医者拇指迅速按压患者百会穴，如此数十次，每次30分钟。

（2）令患者正坐，医者左手轻轻分开患者头发以暴露穴位，右手持艾卷在其穴位上行温和灸5分钟，后改用雀啄灸法，继续施灸15分钟。每日或隔日1次，轻度脱肛3~5次即愈。

【来源】王维恒.远取百会治脱肛［J］.中国中医药报，2009，9：24.

◎ 治法（三）

【取穴】次髎：在骶部，当骶后上棘内下方，适对第2骶后孔处。

快速取穴法：（1）俯卧，以食指尖按在小肠俞与脊椎正中的中间，小指按在尾骨上方有小黄豆大的圆形突起（骶角）的上方，中指与无名指相等距离分开按放，则中指尖所到之处即是。

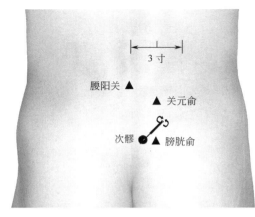

（2）俯卧，骨盆后面，从髂嵴最高点向内下骶角两侧循摸一高骨突起，此处为髂后上棘，与之相交的骶骨正中突起处是第一骶椎棘突，髂后上棘与第二骶椎突之间就是第二骶后孔，该处即是。

【穴性分析】本穴属足太阳膀胱经，足太阳经别自承山穴处上行入于肛中，有补益下焦、清热利湿、通经活血之功，是治疗脱肛的要穴。

【操作】患者俯卧位，常规消毒穴位皮肤后，用28～30号2寸不锈钢毫针，针尖向下、向内倾斜快速深刺入穴位，进针约2寸左右，待局部产生酸、麻、重、胀等针感后，施行捻转补法，让针感放散至肛门处，使病者肛门有明显收缩感为度，留针20～30分钟，每隔5～10分钟行针1分钟，重度脱肛可增强手法刺激。隔日1次，5次为一个疗程。

【来源】刘喆，等.中医药研究，1994，6：50.

第十节 痔 疮

痔疮是肛门最常见的一种疾病，是由于肛门直肠静脉曲张而形成的单个或数个静脉结节。其发病原因与久坐，过度负重，嗜食辛辣，或长期便秘以及妊娠等有关。主要表现为肛门部胀痛或刺痛，异物感或下坠感，便后有肿块脱出肛门，或大便带血或便后带血。

◎ 治法（一）

【取穴】二白：位于间使与郄门间，一在两筋内，一在筋外桡侧。

【穴性分析】本穴为经外奇穴，有调和气血，提肛消痔之功。出处《玉龙经》："痔漏之疾亦可针，里急后重最难禁，或痒或痛或下血，二白穴从掌后寻。"

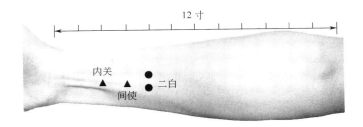

【操作】 以三退一进的泻法为主（身体虚弱者，用平补平泻法），进针1寸深，得气后留针20分钟，每分钟捻转1次，每日1次，2周为1个疗程。

【来源】 裴穗东.针刺二白穴治疗痔痛49例［J］.四川中医，2003，21（9）：78.

◎ 治法（二）

【取穴】 承山：位于小腿后面正中，委中与昆仑之间，当伸直小腿或足跟上提时腓肠肌肌腹下出现尖角凹陷处。

【穴性分析】 膀胱经循行于臀部，别入于肛，本穴隶属于膀胱经，故有理肛疾、清湿热、通腑气之功，主治痔疮、便秘、腹痛等。

【操作】 患者取俯卧位，术者一手托患者足跟，嘱其用力着术者掌心，术者另一手拇指标记标位，然后用28号2寸毫针，于穴位皮肤常规消毒后，快速进针约1.5寸，做强刺激捻转，每分钟约350次。

【来源】 刘书坤，李志刚.承山穴的临床应用举隅［J］.针灸临床杂志，2008，24（5）：31-32.

◎ 治法（三）

【取穴】 大肠俞：在脊柱，当第4腰椎棘突下，后正中线旁开1.5寸。

【穴性分析】 本穴位近大肠，为大肠背俞穴，是大肠经气转输之处，具有调胃肠、通腑气、祛湿止泻之功，主治腹痛、腹胀、泄泻、肠鸣、便秘、痢疾、痔疮等。

【操作】 常规消毒针刺部，无需局

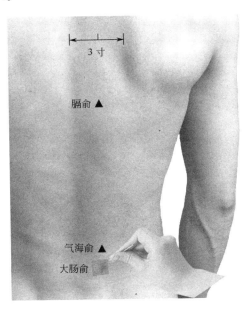

麻。左手用舒张手法，固定、绷紧针刺点两侧皮肤，右手持消毒过的三棱针，迅速刺入皮肤0.2～0.3厘米深，随即将针身倾斜挑破皮肤，然后再刺入0.5厘米左右深，将针身倾斜并使针尖轻轻挑起，挑断皮下白色纤维组织。术后用无菌纱布按压片刻，观察无渗血后，用碘酒消毒，敷上无菌纱布固定。以防感染，嘱患者术后3～5天内不可沐浴，一周后自行解开敷料。

【来源】王小峰.针刺治疗痔疮36例［J］.中医外治杂志，2008，17（5）：48.

◉ 治法（四）

【取穴】次髎：在骶部，当骶后上棘内下方，适对第2骶后孔处。

快速取穴法：（1）俯卧，以食指尖按在小肠俞与脊椎正中的中间，小指按在尾骨上方有小黄豆大的圆形突起（骶角）的上方，中指与无名指相等距离分开按放，则中指尖所到之处即是。

（2）俯卧，骨盆后面，从髂嵴最高点向内下骶角两侧循摸一高骨突起，此处为髂后上棘，与之相交的骶骨正中突起处是第一骶椎棘突，髂后上棘与第二骶椎棘突之间就是第二骶后孔，该处即是。

【穴性分析】本穴为足太阳膀胱经穴，足太阳经别自承山穴处上行入于肛中，故本穴既能调理膀胱气化以清湿热，又能疏导肛门局部气血，属"经脉所过，主治所及"。

【操作】患者俯卧位，暴露骶部，常规消毒穴位皮肤（以次髎穴为主，配合上、中、下髎穴）后，用梅花针在八髎穴处缓慢叩打，使局部充血；接着放上丁桂散（丁香、肉桂）药粉，使之布满穴位，并覆盖关节止痛膏1张，然后用点燃的艾条，进行悬灸或雀啄灸，以病者感到温热为度。一般隔日1次，每次10～15分钟。

【来源】茹小华.上海中医药杂志，1986，9：8.

◉ 治法（五）

【取穴】长强：在会阴区，尾骨下方，尾骨端与肛门连线的中点处。

【穴性分析】本穴位于督脉，居尾骨下，具有调理下焦，清热利湿之功，是治疗肛疾的要穴，主治泄泻、痢疾、癃淋、阴部湿痒、痔疮等。

【操作】令患者侧卧位，局部皮肤常规消毒后，用28～30号2寸毫针，针尖向尾骨尖的内侧方向快速刺入穴位，进针1寸左右，待有酸、麻、胀等针感产生，并沿着腰脊正中向上放散时，施以中强度的刺激，留针20分钟。每日1次，10次为一个疗程。

【来源】杨洪.上海针灸杂志，1991，91：47.

◎ 治法（六）

【取穴】秩边：在臀部，平第4骶后孔，骶正中嵴旁开3寸。

快速取穴法：侧卧位，脊柱最下端有一高骨即是尾骨，由此向上可以摸到黄豆大小的圆骨即骶角，左右两骶角下缘的连线中点各旁开四横指处即是。

【穴性分析】本穴位于足太阳膀胱经，足太阳经别自承山穴处上行入于肛中，具有调肠胃、理肛疾之功，用以治疗痔疾、大便不利等。

【操作】患者取俯卧位，双侧穴位皮肤常规消毒后，用26～30号3寸不锈钢毫针，针尖向肛门方向快速斜刺（约45°角）入穴位，进针2～3寸，得气后施行提插捻转之泻法，令患者感觉局部热胀感明显并向肛门扩散，留针20分钟，期间依法行针1～2次。每日1次，7次为一个疗程，疗效显著。

【来源】李智.等.针灸临床杂志，1993，6：37.

◎ 治法（七）

【取穴】足三里：在小腿前外侧，当犊鼻穴下三寸，距胫骨前缘一横指（中指）。

快速取穴法：（1）正坐屈膝成直角，由外膝眼（犊鼻）往下四横指，距胫骨约一横指（中指）处即是。

（2）站位，用同侧手张开，虎口围住髌骨上外缘，四指直指向下，中指尖的所指处即是。

（3）正坐屈膝，以本人之手按在膝盖上，食指抚着膝下胫骨，当中指尖着处即是。

（4）正坐屈膝，用手从膝盖正中往下摸取胫骨粗隆，在胫骨粗隆外下缘直下1寸处即是。

【穴性分析】本穴为足阳明胃经的合土穴，是治疗脾胃病的首选穴，能补能泻，能升能降，能清能温，具有健脾、消积滞、和胃降逆、通腑利湿之功。

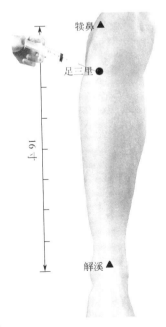

犊鼻 ▲

足三里 ●

3寸

解溪 ▲

【操作】患者仰卧位屈膝，取5毫升注射器套上

6～7号注射针头，抽吸654-2注射液10毫克，常规消毒双侧穴位局部皮肤后，将针头快速直刺入穴位，进针1寸左右，得气时若回抽无血，即可缓缓推注入药

液。每天1次，直至症状好转。

【来源】陈云海.吉林中医药，1991，3：31.

◎ 治法（八）

【取穴】龈交：在上唇内，唇系带与上齿龈的相交处。

快速取穴法：用手提起上唇，在口腔的前庭，上唇系带与门齿缝稍上移行部位处即是。

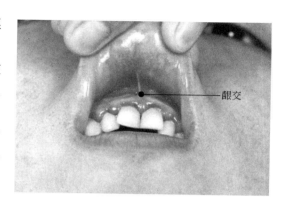

龈交

【穴性分析】本穴位于上齿龈与上唇相交处，隶属督脉，为任脉、督脉、足阳明之会，具有清热解毒、泻火消肿、祛瘀止痛之功。

【操作】（1）放血法。患者平卧位，术者以左手翻开其上唇，常规消毒上唇系带后，用细三棱针快速点刺穴位，放血数滴，出血少者可用双手在局部挤压。每日1次，一般1～3次可获效。

（2）水针法。患者坐位并用自己的手向上翻上唇，严格消毒后，用1毫升注射器套6号注射针头，抽吸1%普鲁卡因0.5毫升，在上唇系带的穴位处快速进针，然后注入药液，注药完毕后，局部可能会隆起一泡，嘱患者不要按压，约半小时后会自行吸收。每日或隔日1次，可连续治疗2～10次，据观察，因痔、肛裂所引起的肛门疼痛、出血，一般治疗2～3次后即可止痛止血；因痔脱出、肛门周围炎所致的水肿，经1～2次治疗即见明显减轻，3～4次后可得消退；对血栓性外痔，疼痛可减轻，但常需手术以消除血栓；本法对肛瘘无明显效果。

【来源】[1] 沈志忠.江西中医杂志，1987，8：47.

[2] 潘祖扬，等.江苏中医，1981，2：23.

第十一节　胆道蛔虫症

胆道蛔虫症是因蛔虫钻进胆道而导致的急腹症，多见于青少年及儿童，祖国医学称"蛔厥"。症见突发腹中剧痛，按之有块，或脘部剧痛，甚至出现肢冷而厥，或右腹疼痛拒按，右腿屈不能伸，或右胁剧痛等，其痛有钻、顶、撕裂样感觉，常伴有恶心、呕吐。

◉ 治法（一）

【取穴】胆囊穴：压痛点，在两小腿外侧足三里下方寻找压痛点。

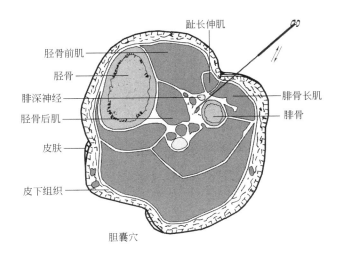

趾长伸肌
胫骨前肌
胫骨
腓深神经
胫骨后肌
皮肤
皮下组织
腓骨长肌
腓骨
胆囊穴

【穴性分析】本穴为足少阳胆经循经线上胆囊病变的阳性反应点，能调节少阳经气和胆腑的功能，具有疏肝利胆、清热解毒、清利湿热、通腑泻热、理气活血、祛瘀止痛之功，主治急、慢性胆囊炎，胆石症、胆道蛔虫、胆绞痛、胁痛等。

【操作】局部常规消毒后，用3.5～4寸毫针，刺入有针感时，不停针继续深刺，刺入3寸左右时有第2次针感，以向心性传导为佳；同样，再针对侧本穴，接着用双手同时行针（泻法），边捻转边提插，直至疼痛缓解或消失，留针30分钟左右，每隔5～10分钟行针1次。

◉ 治法（二）

【取穴】迎香透四白：迎香位于鼻翼外缘中点旁，当鼻唇沟中，四白位于面部，瞳孔直下眶下缘凹陷处。

【穴性分析】二穴分别为手足阳明经穴，合用可解除胃肠痉挛，缓解疼痛，是胆道蛔虫症的经验效穴。

【操作】局部常规消毒，刺入后迎香向四白透刺，行捻转泻法，强刺激，得气后，用胶布将针柄固定在唇上，留针12～24小时。

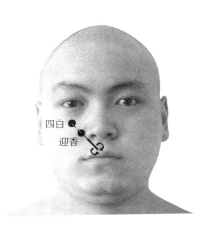

四白
迎香

【来源】郑文杰.浅析迎香穴治疗胆道蛔虫症［J］.实用中医杂志,2010,26(4)：272-273.

第十二节　急性阑尾炎

急性阑尾炎是常见的急腹症，多由阑尾腔内梗阻或细菌侵入管内，致使管腔发炎，症见初起突然的阵发性腹痛，位于上腹部或脐周围，很快局限于右下腹天枢穴附近（麦氏点），持续性疼痛，有压痛和反跳痛，一般兼有恶寒发热、恶心呕吐等。由于本病病情急重，针灸只是作为一种辅助疗法，尚应根据病人的具体情况配合药物及手术治疗。

◎ 治法（一）

【取穴】阑尾穴：位于足三里穴下2寸处。

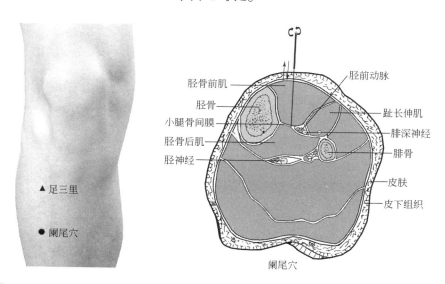

足三里

阑尾穴

胫骨前肌
胫骨
小腿骨间膜
胫骨后肌
胫神经
胫前动脉
趾长伸肌
腓深神经
腓骨
皮肤
皮下组织
阑尾穴

【穴性分析】本穴在足阳明胃经的循行线上，具有胃经腧穴的功能，阳明经为多气之经，故有理气活血、清热解毒、泻热通腑、祛瘀散结、消肿止痛之功，是阑尾炎病在下肢阳明经循行线上经气郁结，瘀滞之处，为阑尾炎的阳性压痛反应点，也是治疗急慢性阑尾炎的要穴。

【操作】针刺以捻转提插、迎随或透天凉等泻法为主，急性期，每日针刺2～6次，一般留针30～60分钟，病轻者不留针，重者留针2小时，症状好转后逐步减少针次，缩短留针时间。

【来源】朱守应.针刺为主治疗急性阑尾炎1例［J］.上海针灸杂志，2007，26（10）：14.

◎ 治法（二）

【取穴】上巨虚：在小腿前外侧，当犊鼻下6寸，距胫骨前缘一横指（中指）。

快速取穴法：外膝眼（犊鼻）穴向下直量二次四横指处，当胫、腓骨之间即是。

【穴性分析】本穴归足阳明胃经，为大肠的下合穴，是治疗大肠病要穴。且具有通腑泻热、活血散结、祛瘀排脓之功，主治便秘、肠痈。

【操作】患者取仰卧位，术者以右手拇指在患者右侧上巨虚穴位处，寻找其局部的敏感点，常规消毒皮肤后，用28～32号2寸毫针，先在穴位中间针刺1次，进针1.5寸左右，然后视痛点的范围，间隔1厘米处再直刺入1针，共刺入3～5枚毫针；若找不到敏感点，则在穴位针刺。行针得气后，采用捻转结合提插的强刺激手法，反复操作数次，力争使针感能直达腹部、足部，留针60～120分钟，隔10分钟加强行针手法以激发、保留针感。每日1次，病重则2次，常针1～2次即效，1周内可获痊愈。

【来源】［1］吕景山，等.单穴治病选萃.北京：人民卫生出版社，1993.

［2］孙新立.中国针灸，1998，6：364.

第十三节　急性肠梗阻

急性肠梗阻是外科常见的急腹症。病情重，以突然发作腹痛，阵发性剧痛伴见大量呕吐（先吐出胃内容物，其后为黄色胆汁液体，最后呈粪样物），脉搏增快，血压下降，四肢厥冷，腹胀，便秘，甚至不排气，检查腹部可见膨胀的肠曲及蠕动波，切之有痛性包块。中医称肠结症，又称"关格"。

◎ 治法（一）

【取穴】大横：位于腹部，脐旁开4寸。

【穴性分析】本穴归于足太阴脾经，位居脐旁，具有通调肠腑、健脾和胃、温阳散寒、理气止痛、祛湿止泻之功，是治疗肠疾要穴。

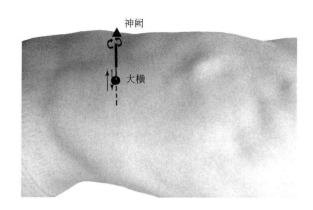

【操作】局部常规消毒，快速进针约4寸，行强刺激手法，不留针，一般每日2次，连续针刺5天。适用于术后早起炎性肠梗阻。

【来源】王军武，伍晓汀.腹部针刺治疗术后早期炎性肠梗阻65例［J］.中国中西医结合杂志，2008，23（2）：238.

◎ 治法（二）

【取穴】上巨虚：在小腿前外侧，当犊鼻下6寸，距胫骨前缘一横指（中指）。

快速取穴法：外膝眼（犊鼻）穴向下直量二次四横指处，当胫、腓骨之间即是。

【穴性分析】本穴归足阳明胃经，为大肠的下合穴，有调和肠胃、理气止痛、健脾祛湿、清热止痢之功，是治疗大肠病要穴。

【操作】患者取仰卧位，常规消毒穴位皮肤后，用28 ~ 32号2寸毫针，快速垂直刺入穴位，进针1 ~ 1.5寸深，待局部有酸、麻、胀、沉重等针感后，施行强刺激的泻法，留针1 ~ 2个小时，间歇行针数次，一般1次即可见效。殷氏运用本法治疗粘连性肠梗阻、蛔虫性肠梗阻，均取得满意效果。

【来源】［1］殷克敬，等.陕西中医函授通讯，1988，6：33.

［2］殷克敬.陕西中医函授通讯，1988，5：39.

◎ 治法（三）

【取穴】章门：在侧腹部，当第11肋游离端的下方。

快速取穴法：直立位，上臂紧贴胸廓侧面，屈肘，手指按压同侧缺盆处，肘尖所指处（腋中线上）即是。

【穴性分析】本穴归于足厥阴肝经，为足厥阴、少阳之会，能疏肝解郁、调畅气机、调理肠胃、以通为用，促进肠道功能恢复。

【操作】患者仰卧位，常规消毒穴位皮肤后，用28～30号1寸长毫针，快速直刺入穴位，进针0.5寸左右，当出现酸、胀、麻等感觉后，使用捻转泻法；或者接通G-6805型治疗仪，用疏密波，电流量以病人的最大忍受量为度，每次20～60分钟。每日1～2次。

【来源】单翠荣.山东中医学院学报，1979，3：55.

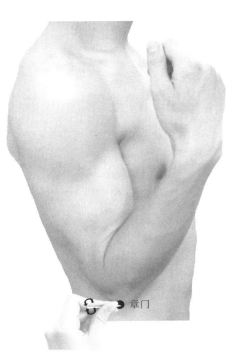

章门

◉ 治法（四）

【取穴】大肠俞：在腰部，当第4腰椎棘突下，旁开1.5寸。

快速取穴法：两髂嵴最高点的连线与脊柱的交点，即第4腰椎棘突下，其旁开食、中二横指处即是。

【穴性分析】本穴位近大肠，为大肠背俞穴，是大肠经气转输之处，具有调胃肠、通腑气、祛湿止泻之功，是治疗肠疾的要穴。

【操作】患者俯卧位，常规消毒穴位（大肠俞及此穴斜向左右两下侧各1寸处再取2穴，所取的3穴成三角形）皮肤，用28～30号2寸不锈钢毫针，对准穴位快速刺入，进针1寸左右深，得气后施行泻法，直至腹痛止时，留针20～30分钟后出针。

【来源】曹书奎.针灸杂志，1996，2：15.

第十四节　泌尿系结石

泌尿系结石包括肾、输尿管、膀胱、尿道结石，发作时以剧烈绞痛开始，以腰痛、下腹痛为主，疼痛由腰向下腹、外阴部放射，并伴有尿频、尿痛、淋沥不断、血尿等，祖国医学称为"砂淋""石淋"。认为是湿热蕴积于下焦，尿液受其煎熬，日积月累，尿中杂质结成砂石而成。

◉ 治法（一）

【取穴】阿是穴。患侧第1～5腰椎横突旁寻找压痛敏感点。

【穴性分析】此为经验穴，可迅速缓解疼痛，并能促进排石。

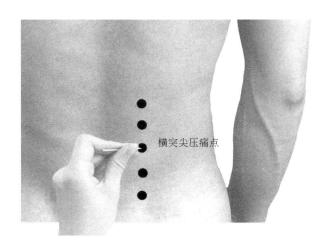

横突尖压痛点

【操作】局部常规消毒后，用1.5～2寸毫针直刺1～1.5寸，行泻法直至疼痛缓解，留针30分钟，中途行针1次，每日1～2次，绞痛反复者可随时再针。

【来源】马朝斌.针刺疗法治疗尿路结石临床观察［J］.中医外治杂志，2004，13（4）：17.

◉ 治法（二）

【取穴】肾俞：在腰部，当第2腰椎棘突下，旁开1.5寸。

快速取穴法：由肚脐正中作线环绕身体一周，该线与后正中线的交点即为第2腰椎，由其棘突下旁开食、中二横指处即是。

【穴性分析】本穴位于足少阴肾经，肾主水，故有利水消肿之功，是泌尿系疾病常用配穴。

【操作】患者取坐位或俯卧位，先常规消毒患侧穴位皮肤，用5毫升注射

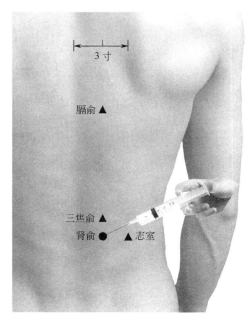

3寸

膈俞 ▲

三焦俞 ▲
肾俞 ● ▲志室

器套上8号针头，抽吸黄体酮20毫克，然后迅速将针头刺入皮下，再向下斜刺0.5～1寸，待局部有酸、麻、胀感后，若回抽无血，则快速推注入药物。每日2次，连续14天为一个疗程，疗效满意。

【来源】李志辉，等.实用中西医结合杂志，1991，12：723.

◉ 治法（三）

【取穴】足三里：在小腿前外侧，当犊鼻穴下三寸，距胫骨前缘一横指（中指）。

快速取穴法：（1）正坐屈膝成直角，由外膝眼（犊鼻）往下四横指，距胫骨约一横指（中指）处即是。

（2）站位，用同侧手张开，虎口围住髌骨上外缘，四指直指向下，中指尖的所指处即是。

（3）正坐屈膝，以本人之手按在膝盖上，食指抚着膝下胫骨，当中指尖着处即是。

（4）正坐屈膝，用手从膝盖正中往下摸取胫骨粗隆，在胫骨粗隆外下缘直下1寸处即是。

【穴性分析】本穴归于胃经，为其合土穴，脾胃主运化水湿，土能克水，故有健脾祛湿利水之功。

【操作】单侧少腹痛取患侧穴位，双侧疼痛则取双侧穴位，常规消毒穴位皮肤后，用5毫升注射器套上6号注射针头，抽取维生素K3注射液适量，将注射针头快速刺入穴位，给予强刺激手法，得气后若回抽无血，则将药液缓慢注入，每侧穴位注射适量。一般治疗3～5分钟后，疼痛多可缓解。

【来源】邓朝纲.四川中医，1992，11：51.

◉ 治法（四）

【取穴】三阴交：在小腿内侧，当足内踝上3寸，胫骨内侧缘后方。

快速取穴法：正坐或仰卧，以手四指并拢，小指下边缘紧靠内踝尖上，食指上缘所在水平线与胫骨后缘的交点即是。

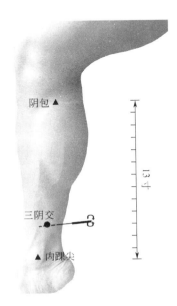

【穴性分析】脾主运化水湿，肾主水，司膀胱开阖，肝有通利三焦，通调水道的作用，本穴为足三阴经交会穴，故有祛湿利水、利尿排石之功。

【操作】患者取坐位或仰卧位，可以三阴交为主穴，常规消毒局部皮肤后，用28 ~ 32号2寸毫针，快速直刺入穴位，施以平补平泻法，以得气为度，留针30分钟，中间行针1 ~ 2次，每日1次，12次为一个疗程，疗程间休息5天。

【来源】侯安乐.浙江中医杂志，1993，9：411.

◎ 治法（五）

【取穴】太溪：在足内侧，内踝后方，当跟腱与内踝尖之间的凹陷处。

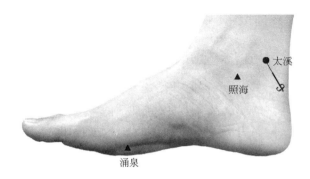

快速取穴法：正坐或仰卧，由足内踝尖往后推至凹陷处（大约当内踝尖与跟腱间之中点）即是。

【穴性分析】本穴位于足少阴肾经，有清利湿热之功，是泌尿系疾病常用的配穴。

【操作】患者俯卧位，取双侧穴位常规消毒后，用28 ~ 30号1寸毫针，快速刺入穴位0.5寸左右，施行中强度的刺激手法，以患者产生发麻、胀痛样针感并向足部放散为佳，留针30 ~ 90分钟。每日1次，连续3次为一个疗程。

【来源】［1］王志义.中国针灸，1986，5：21.

　　　　［2］张士杰.中国针灸，1984，1：4.

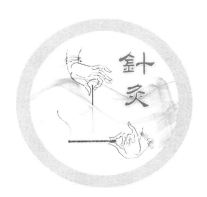

第四章
妇科疾病

第一节 痛经

在经期或行经前后发生少腹疼痛，或剧痛难忍者，称为痛经。是妇科常见病，多与气滞血瘀、寒湿凝滞、气血虚弱等有关。严重者伴有腰痛、恶心、呕吐，甚则痛厥。现代医学认为多与神经、精神、内分泌及生殖器局部病变有关。

⊙ 治法（一）

【取穴】次髎：在骶区，正对第2骶后孔中。

【穴性分析】本穴归于足太阳膀胱经，肾经与膀胱经相表里，故有补肾气、调经止痛之功，主治月经不调、痛经等。

【操作】患者取俯卧位，暴露双侧次髎穴，皮肤常规消毒，进针直刺1.5寸，针感向小腹及会阴部放射为准。月经来潮前1周开始治疗，每日1次，每次30分钟，经至时停止治疗，共治疗3个月经周期。

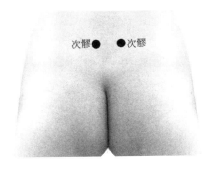

【来源】徐立，王卫.次髎穴为主治疗原发性痛经45例［J］.四川中医，2003，21（4）：79.

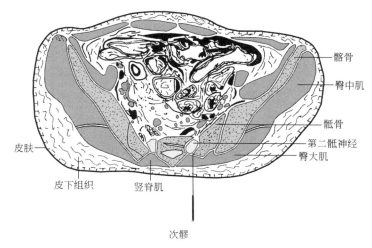

髂骨
臀中肌
骶骨
第二骶神经
臀大肌

皮肤
皮下组织　竖脊肌

次髎

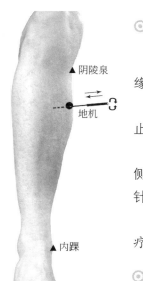

▲阴陵泉

地机

▲内踝

◎ 治法（二）

【取穴】地机：在小腿内侧，阴陵泉下3寸，胫骨内侧缘后际。

【穴性分析】本穴为脾经郄穴，主治血证，有活血化瘀止血之功，用以治疗月经不调、痛经等。

【操作】局部常规消毒后，用一次性无菌毫针，针刺双侧地机穴，行泻法，得气后留针15分钟，每5分钟手法行针一次。

【来源】李蔚江，赵琛.针刺郄穴地机治疗原发性痛经疗效观察［J］.上海针灸杂志，2011，30（12）：817.

◎ 治法（三）

【取穴】关元：在下腹部，前正中线上，当脐中下3寸。

【穴性分析】本穴归于任脉，为任脉与足三阴经的交会穴，具有滋阴填精、温肾壮阳之功，主治痛经、经闭等。

【操作】于月经前5天开始，患者取仰卧位，放松腰带，艾灸条施以温和灸，距离以皮肤能耐受为度，每次施灸30分钟，每日1次，灸至月经来潮，每个月经周期治疗

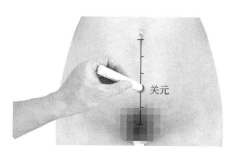

关元

不超过5天，连续治疗3个月经周期。

【来源】赵莉，李沛，林莺.艾灸关元治疗原发性痛经30例［J］.福建中医药大学学报，2012，22（1）：63-64.

◎ 治法（四）

【取穴】秩边：在臀部，平第4骶后孔，骶正中嵴旁开3寸。

【穴性分析】本穴归足太阳膀胱经，有通经活络、祛风散寒、止痛之功，是治疗痛经的常用配穴。

快速取穴法：侧卧位，脊柱最下端有一高骨即是尾骨，由此向上可以摸到黄豆大小的圆骨即骶角，左右两骶角下缘的连线中点各旁开四横指处即是。

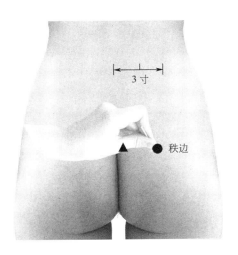

【操作】患者俯卧位，常规消毒穴位皮肤后，先用磁圆针循经叩刺督脉（中等刺激），继之选用28～32号3寸毫针，快速直刺入双侧穴位，待局部产生酸、麻、胀等得气感觉后，施行平补平泻手法，尽量使针感传至少腹部，可留针30分钟，每10分钟行针1次。每日1次，5次为一个疗程，每次施术均在月经来潮前3天开始。

【来源】吕峰.四川中医，1997，6：52.

◎ 治法（五）

【取穴】公孙：在足内侧缘，当第1跖骨基底的前下方。

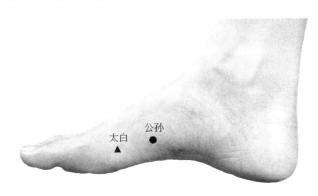

　　快速取穴法：正坐垂足或仰卧位，由足大指内侧后一关节（第一跖趾关节）往后用手推有一弓形骨，弓形骨后端下缘的凹陷（第一跖骨基底内侧前下方）即是。

　　【穴性分析】公孙为足太阴脾经络穴，联络脾胃两经，且为八脉交会穴，通冲脉，本穴不仅可调理气血，且能降冲脉上逆之气。配合内关，调理胃、心、胸，具有缓解小腹疼痛，止恶心、呕吐之功，主治痛经等。

　　【操作】患者取仰卧位，常规消毒，双侧穴位局部皮肤用28～30号1.5寸毫针，快速直刺入深约1寸左右，运针得气后，双手拇、食指同时捻转毫针针柄，施行泻法约5分钟，然后留针5分钟，再捻转毫针5分钟，再留针5分钟，出针。每日1次。

◎ 治法（六）

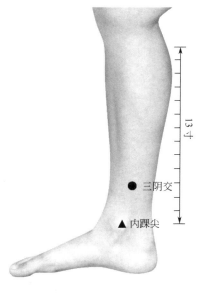

　　【取穴】三阴交：在小腿内侧，当足内踝上3寸，胫骨内侧缘后方。

　　快速取穴法：正坐或仰卧，以手四指并拢，小指下边缘紧靠内踝尖上，食指上缘所在水平线在胫骨后缘的交点即是。

　　【穴性分析】本穴归足太阴脾经，具有健脾益气、温中补虚之功，可治疗气血不足所致的月经病；且本穴为太阴脾经和厥阴肝经的交会穴，肝主疏泄，藏血，故有疏肝理气、活血化瘀散结之功，是治疗妇科病的要穴。

13寸

● 三阴交

▲ 内踝尖

　　【操作】（1）针刺法。患者仰卧位，局部皮肤常规消毒后，用28～30号1.5寸毫针，快速直刺入穴位皮下，进针深度为0.8～1寸，针尖略偏向心方向，行快速提插捻转手法，使局部有麻胀感（以向上传导为最佳），行针2分钟后留针30分钟，隔5分钟行针1次。每日1次，在每次行经前3天施术，针至来经次日，连续针刺3个月经周期。

　　（2）水针法。患者取坐位或仰卧位，双侧穴位常规消毒后，用5毫升注射器抽取当归注射液4毫升，套6～7号注射针头，快速直刺入穴位，得气后若抽无回血，则缓慢将药液注入，每穴2毫升。一般于经前2～3天开始施术，每日1次，月经来潮时再注射2～3天。

（3）指压法。患者取仰卧位，医者可用双手握住患者一只脚的踝部，两手大拇指叠压在穴位上，以每分钟80～120次的频率重力点压穴位，时间10～30分钟，必要时可双侧穴位同时施术，一般均能取得疗效。

【来源】［1］史晓林，等.中国针灸，1994，5：17-18.

［2］吕景山，等.单穴治病选萃.北京：人民卫生出版社，1993.

［3］王峙峰.新中医，1997，5：28.

［4］王伟.四川中医，1993，3：50.

◉ 治法（七）

【取穴】地机：在小腿内侧，当内踝尖与阴陵泉的连线上，阴陵泉下3寸。

快速取穴法：正坐或仰卧，阴陵泉穴直下四横指，胫骨内侧面后缘处即是。

【穴性分析】本穴归足太阴脾经，为脾经郄穴，主治血证，有活血化瘀止血之功，用以治疗月经不调、痛经等。

【操作】患者取仰卧位，局部皮肤常规消毒，用毫针垂直刺入穴位1.5寸，待有酸、麻、胀感后，施行捻转手法之泻法，留针20分钟，期间可依法行针2～3次。每天上、下午各治疗1次。

【来源】［1］殷克敏.陕西中医函授，1990，4：34-35.

［2］吕景山，等.单穴治病选萃.北京卫生出版社，1993，96.

◉ 治法（八）

【取穴】至阴：在足小趾末节外侧，距趾甲角0.1寸（指寸）。

快速取穴法：正坐垂足着地或仰卧，于足小趾爪甲的外侧缘与基底部各作一条直线，两线交点处即是。

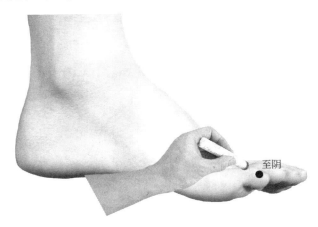

【穴性分析】本穴为足太阳膀胱经井穴，太阳少气多血，具有行气、活血之功，是治疗痛经的常用配穴。

【操作】患者坐位，两手各持药条（或艾条）1根，点燃一端，在双侧穴位的上方或侧方，距离约1寸许，固定不动灸之，使皮肤有温热感，直至穴位周围起红晕止，每次灸15 ～ 20分钟或半小时。月经前3天开始至经后为一个疗程，一般2个疗程就可以治愈。本法对虚寒性痛经及寒湿凝滞型痛经，疗效甚佳，对气滞血瘀型也有一定疗效。

【来源】贾天安.河南中医，1983，3：39.

◎ 治法（九）

【取穴】承山：在小腿后面正中，委中与昆仑之间，当伸直小腿或足跟上提时，腓肠肌肌腹下出现尖角凹陷处。

快速取穴法：（1）直立，两手上举按着墙壁，足尖着地，足跟用力上提，小腿后正中的肌肉紧张而出现"人"字形，"人"字尖下凹陷处即是。

（2）俯卧，下肢伸直，足跖挺而向上，其腓肠肌部出现人字陷纹，从其尖下取穴。

（3）侧卧，下肢伸直，腘横纹中央至外踝尖平齐处连线的中点即是。

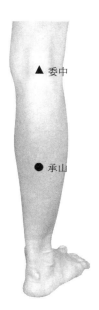

委中 ▲
承山 ●

【穴性分析】本穴归于足太阳膀胱经，具有疏通膀胱经气、祛风湿、散风寒之功，是治疗痛经的常用配穴。

【操作】患者取俯卧位或侧卧位，常规消毒双侧穴位皮肤后，用28 ～ 30号2寸长毫针，对准穴位快速直刺入，进针深度1.5寸左右，得气后施用提插捻转之泻法，行针2分钟，然后留针30分钟，每10分钟行针1次。每日1次，3 ～ 5天为1个疗程。

【来源】[1]张化南.辽宁中医杂志，1989，2：26.

[2]张玉芬，等.河北中医，1994，1：41.

[3]吕景山，等.单穴治病选萃.北京：人民卫生出版社，1993.

◎ 治法（十）

【取穴】肾俞：在腰部，当第2腰椎棘突下，旁开1.5寸。

快速取穴法：由肚脐正中作线环绕身体一周，该线与后正中线的交点即为第2腰椎，由其棘突下旁开食、中二横指处即是。

【穴性分析】本穴归足太阳膀胱经，为肾之经气输注之处，故针之能温肾壮阳，使气血得温则行，通则不痛。主治因肾阳不足、经行期间受风寒或情志不畅等因素导致的原发性痛经。

【操作】患者取俯伏位，常规消毒双侧穴位皮肤，按常规操作将灭菌用水作穴位皮内注射，每穴各0.5毫升，使局部隆起约1厘米大小的小丘，并可见到局部毛孔变粗，有灼热疼痛感，一般休息15～30分钟即可。

【来源】喻曼玲.上海针灸杂志，1994，1：10.

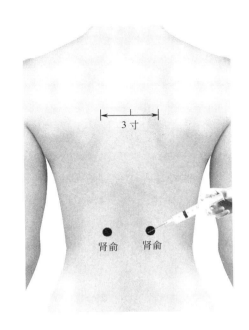

◎ 治法（十一）

【取穴】血海：屈膝，在大腿内侧，髌底内侧端上2寸，当股四头肌内侧头的隆起处。

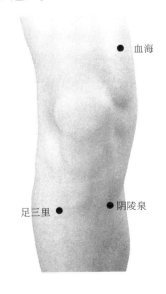

快速取穴法：（1）正坐位，屈膝成直角，医生面对病者，用手掌按在病者膝盖骨上（左手放右侧，右手放左侧），掌心对准膝盖骨顶端，拇指向内侧，当拇指尖所指处即是。

（2）仰卧于床上，用力蹬直下肢，髌骨内上缘上约二横指处鼓起之肌肉（股内收肌）的中点即是。

【穴性分析】本穴为足太阴脾经郄穴，具有理血活血、调气通络之功，主治月经不调、痛经、经闭等。

【操作】患者取仰卧位，常规消毒穴位（以血海为主穴，酌配三阴交穴）皮肤后，用28～30号

2寸毫针，对准穴位快速刺入皮下，血海穴针尖向上斜刺1.5寸左右，三阴交穴直刺1.2寸左右，得气后行提插捻转手法，尽量使针感上传至会阴部，留针30分钟，每隔10分钟行针1次。每日1次，效果显著。

【来源】马小允，等.河北中医，1999，2：107-108.

⦿ 治法（十二）

【取穴】归来：在下腹部，当脐中下4寸，距前正中线2寸。

快速取穴法：耻骨联合上缘上一横指，前正中线旁外两横指处即是。

【穴性分析】本穴归足阳明胃经，具有温经散寒、理气止痛之功，主治痛经等。

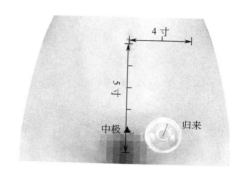

【操作】患者仰卧位，常规消毒穴位皮肤后，取28～30号2寸毫针，刺入穴位至适当深度，给予捻转手法，以求局部的酸、麻、胀感。治疗痛经，宜以爪切式刺入穴位，进针1.5寸左右，持续刺激3分钟后，加拔火罐5分钟。抗早孕，宜以挟持式进针3寸（用4寸毫针），得气后加G-6805电针机，给予连续波，刺激量以病者能忍受为限，每日1次，连续施治5～6次。

【来源】吕景山，等.单穴治病选萃.北京：人民卫生出版社，1993：66.

第二节　闭　经

闭经指女子超过18岁仍未来月经，或来月经后又突然停止3个月以上者（妊娠、哺乳、绝经期除外）。多因受寒饮冷，或情志抑郁，气机不畅；或素体亏虚，久病体弱等原因所致。现代医学认为常与内分泌、神经、精神因素有关。

⦿ 治法（一）

【取穴】秩边：俯卧位，与骶管裂孔相平，后正中线旁开3寸处取穴。
【穴性分析】本穴为经验用穴，经临床验证，有行气活血，引血下行之功，是治疗闭经的经验穴。

【操作】取双侧秩边穴，局部常规消
毒后，用4寸毫针，直刺3.5寸，轻度提
插捻转，针感要求小腹部有酸坠感为宜，
不留针。

【来源】刘笑丽.醒经丸配合针刺秩边
穴治疗继发性闭经116例［J］.中医中药，
2008，5（9）：73-74.

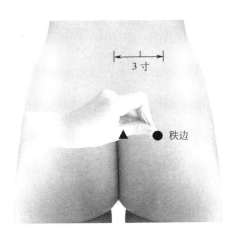

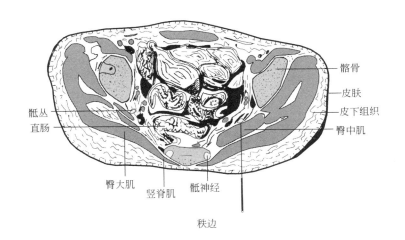

◎ 治法（二）

【取穴】长强：在会阴区，尾骨下方，尾骨端与肛门连线的中点处。

【穴性分析】本穴为经验用穴，是督脉经穴，"一源三歧"，三歧是督脉与冲
脉、任脉相交之处，有调理督脉、冲脉、任脉之效，主治闭经。

【操作】患者俯卧位，严格消毒局部皮肤后，用28 ~ 30号1寸毫针，针尖
向上与骶骨平行斜刺入穴位，进针0.5 ~ 0.8寸，给予强刺激手法，每次留针
20 ~ 30分钟，隔5分钟捻转1次。每日1次。共治疗31例，除4例无效外，27
例均针1 ~ 2次即来月经。

【来源】吕景山，等.单穴治病选萃.北京：人民卫生出版社，1993.

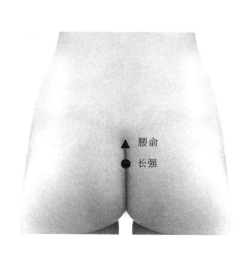

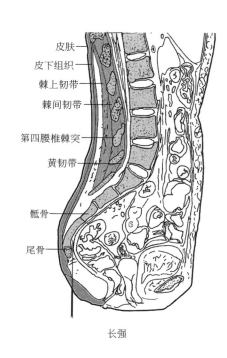

长强

◎ 治法（三）

【取穴】十七椎（下）：在腰部，当后正中线上，第5腰椎棘突下。

快速取穴法：（1）俯卧，当骨盆最高点（髂骨结节）的连线与脊柱正中线相交处的椎骨棘突下的凹陷处即是。

（2）伏卧，两髂嵴连线和脊柱交点为第4腰椎，由此椎向下摸1个椎体即为第5腰椎，其棘突下陷中即是。

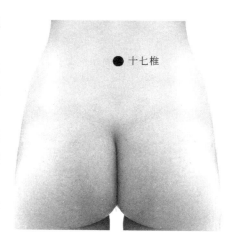

【穴性分析】本穴为经外奇穴，在督脉的循行路线上，具有补肾壮阳、强健腰脊、调经止遗之功，主治腰骶痛、腿痛、痛经、闭经等。

【操作】患者取侧卧位，常规消毒穴位皮肤后，用28～30号3寸毫针，快速直刺入穴位2～2.5寸深，当毫针从皮肤刺入应刺深度的1/2时，施行捻转手法半分钟，以局部产生酸胀感为度，再向下将毫针捻入至应刺深度。属虚寒者，以缓刺捻转毫针1分钟，留针5 ~ 15分钟；属实热者，以急刺捻转毫针半分钟左右，即可出针。

【来源】杨华.中国针灸，1994，3：31.

第三节　带下异常

妇女阴道分泌物较正常增多，连绵不断，或白或黄或赤，称为带下异常。多由任脉不固，水湿下注；或饮食劳倦，损伤脾胃；湿郁化热，湿热下注所致。现代医学中生殖器官感染，肿瘤或身体虚弱等因素可引起本病。

◉ 治法（一）

【取穴】腰阳关：在腰部，当后正中线上，第4腰椎棘突下凹陷中。

【穴性分析】本穴归于督脉，位居腰部，在命门下方，为元阴元阳之会所，具有补肾气、益精血、阴阳双补之功，主治带下异常等。

【操作】局部常规，用3寸毫针，沿皮向会阴部平刺，要求针体尽可能紧贴在真皮下，不要求有酸麻胀痛等感觉。用胶布固定，留针8小时以上，隔日1次。

【来源】才仁代吉.针刺治疗妇女带下症[J].中国民族民间医药，2012，7：88.

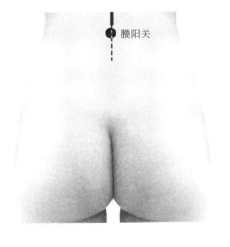

◉ 治法（二）

【取穴】曲骨：在下腹部，当前正中线上，耻骨联合上缘中点。

【穴性分析】本穴归于任脉，为任脉、足厥阴肝经交会穴，具有补肾培元、清热利湿、利尿通淋、杀虫止痒之功，主治小便淋沥、阴囊湿痒、带下等。

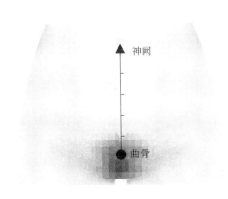

　　【操作】局部常规消毒后，毫针深刺2.5～3寸，直刺或稍斜向会阴部，针感至会阴部为佳，每10分钟捻针1次，平补平泻手法，每天1次，5次为1个疗程。

　　【来源】薛继光.针刺曲骨穴治疗带下［J］.山西中医药，1989,3：45.

◎ 治法（三）

　　【取穴】隐白：在足大趾末节内侧，距趾甲0.1寸（指寸）。

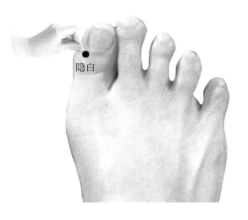

　　快速取穴法：正坐垂足或仰卧，于足大趾甲内侧缘线与基底部线之交点处即是。

　　【穴性分析】本穴是足太阴脾经的井穴，具有益气健脾，清热利湿之功。如艾灸隐白，可温阳除湿、健脾止带，适用于带下之虚证和寒证；刺血能泻热除湿，健脾止带，适用于带下之实证和热证。

　　【操作】湿热型采用放血法：施治前，术者先用右手拇指指腹，轻轻揉按穴位2分钟左右，使其局部充血（利于刺血时出血及减轻疼痛），常规消毒穴位皮肤后，用三棱针快速点刺穴位数下，以挤出黄豆大血珠数滴为宜，擦净血迹即可。寒湿型采用点灸法：取艾绒搓成有尖的艾炷1粒，用火点燃艾炷尖后，即在穴位上行触肤灸3壮，每天1次。

　　【来源】［1］杨火辉.上海针灸杂志，1993，4：167.

　　　　　　［2］阳媚.上海针灸杂志，1996，4：11-12.

第四节　胎位不正

　　妊娠七八个月后，经产前检查发现枕后位、臀位、横位等胎位异常，称胎位不正，妊妇虽无异常感觉，但会发生胎儿出生困难，造成难产。

◎ 治法（一）

　　【取穴】至阴：在足小趾末节外侧，距趾甲角0.1寸。

　　【穴性分析】本穴归足太阳膀胱经，太阳少气多血，具有调胎气、行气、活血、理气催产之功，为治胎位不正要穴，主治胎位不正、难产、胞衣不下等。

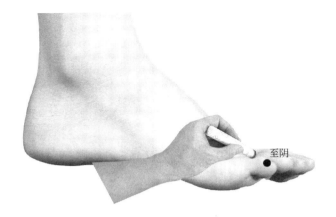

【操作】用艾条对准至阴穴，约1寸远，达到温热感为度，不可灼伤皮肤，每次10～15分钟，睡前灸，每日1次，7天为1个疗程。

【来源】朱现民.针灸至阴穴矫正异常胎位的应用探讨［J］.中国针灸，2010，8（30）：113-114.

◉ 治法（二）

【取穴】三阴交：在小腿内侧，当足内踝上3寸，胫骨内侧缘后方。

快速取穴法：正坐或仰卧，以手四指并拢，小指下边缘紧靠内踝尖上，食指上缘所在水平线与胫骨后缘的交点即是。

【穴性分析】本穴归足太阴脾经，为太阴脾经和厥阴肝经的交会穴，肝主疏泄、藏血，具有疏肝理气、活血化瘀散结之功，是治疗妇科病的要穴。

【操作】用艾条2根点燃，同时悬灸双侧三阴交穴，以局部皮肤潮红充血为标准，每次10～15分钟。每日1次，3次为一个疗程。注意，如有流产或早产史，以及妊娠不满5个月者，禁用本法。

【来源】高琪瑜.福建中医杂志，1964，1：36.

第五节　子宫脱垂

子宫脱垂是指子宫从正常位置沿阴道向下移位。是妇产科的常见病之一。常见症状有下腹坠，腰酸，排尿困难，尿频，尿潴留，尿失禁，甚者子宫颈或子宫体脱出阴道外。

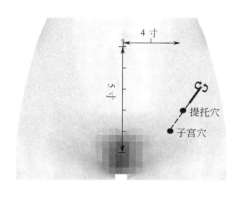

◎ 治法

【取穴】提托穴（在下腹部，脐下3寸，旁开4寸处，仰卧取穴）透子宫穴（在下腹部，当脐中下4寸，中极旁开3寸）。

【穴性分析】本穴为经外奇穴，具有调经理气，升提下陷之功。加灸法共奏升提胞宫之效，主治子宫脱垂等。

【操作】穴位常规消毒，采用长4寸毫针直刺提托穴约1寸后，倾斜针体向子宫穴透刺，入针2.5寸后，捻转得气。以患者感到子宫上提，腰部和阴部酸胀为度，同时令患者间断做提肛动作，留针20分钟。隔日1次，10次为1个疗程。疗程结束后休息1周。

【来源】沈群，陆菁.针灸治疗子宫脱垂临床观察［J］.上海针灸杂志，2011，30（12）：819.

第六节　脏　躁

脏躁多以时悲时喜、哭笑无常，精神恍惚，甚则昏仆，不省人事为主症，多由心血虚损，心火上烁于肺，或因肝气郁结，情志不遂所致。发病多有情志因素，如生气、吵架，遇事不顺等。属现代医学中神经官能症、癔病范畴。

◎ 治法

【取穴】内承浆：位于下唇内面，下唇系带近唇端处，与承浆穴相对称。

【穴性分析】本穴为经外奇穴，与脏腑、经络关系密切，下唇系带为三经（足厥阴、足阳明、手阳明）、四脉（冲、任、督、阴跷脉）交会之处。针本穴能激发三经、四脉经气，调理气机，并使其相关的其他经络中的气机，

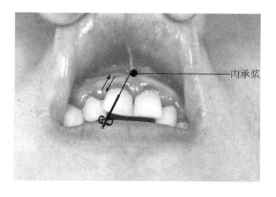

由郁滞化为通畅，主治脏躁等。

【操作】患者取卧位或坐位，术者用左手持纱布块将患者下唇拉开，露出下唇系带。局部消毒后，右手持长25毫米毫针，与下唇系带呈30°角，快速刺入1分深。根据病情虚实寒热施以补、泻或平补平泻手法。按顺时针方向行针，持针拇指前推，食指后拉，至患者有温热感快速出针为补法，适用于虚寒证。术者按逆时针方向行针，持针拇指后拉，食指前推，至患者有凉爽感，起针时摇大针孔，缓慢出针为泻法，适用于实热证。如术者持针拇、食指用同等幅度，一进一退捻转行针，至患者有舒适感为平补平泻法，适用于虚实错杂证。针刺后每隔15分钟行针1次，以增强疗效。一般留针30～60分钟。每日1次，10天为1个疗程。

【来源】曹玉春.针刺内承浆穴治疗脏躁病260例［J］.上海针灸杂志，2008，27（2）：46.

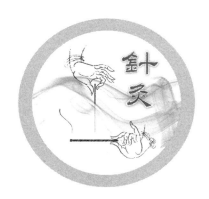

第五章
男科疾病

第一节　慢性前列腺炎

前列腺炎是指前列腺特异性和非特异性感染所致的急慢性炎症，从而引起全身或局部症状。多表现为尿频、排尿时尿道灼热、疼痛并放射到阴茎头部。清晨尿道口可有黏液等分泌物，还可出现排尿困难的感觉。

◎ 治法（一）

【取穴】秩边：俯卧位，与骶管裂孔相平，后正中线旁开3寸处取穴。

【穴性分析】本穴为经验用穴，可透刺水道以加强通经活络，祛瘀散结之功效，主治慢性前列腺炎等。

【操作】常规消毒后，秩边先直刺进皮，弧度弯曲进针，斜刺2.5～4寸，针尖呈80°角向前阴方向针刺，使针感向少腹及前阴方向放散。留针30分钟，30次为1个疗程。

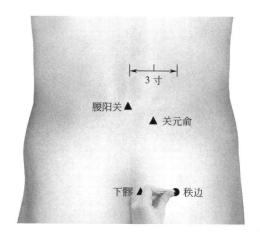

【来源】王琳.针刺秩边治疗慢性前列腺炎17例.上海针灸杂志，2009，3：168.

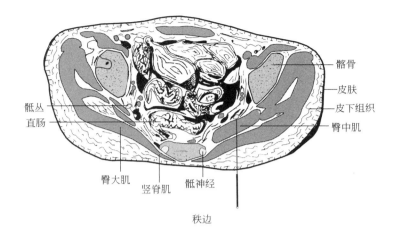

骶丛
直肠

髂骨
皮肤
皮下组织
臀中肌

臀大肌　竖脊肌　骶神经

秩边

◎ **治法（二）**

【**取穴**】中极：在下腹部，脐中下4寸，前正中线上。

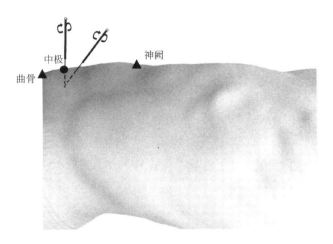

【**穴性分析**】本穴归于任脉，任脉为阴脉之海，为任脉与肾经交会穴，有补肾培元、益精血、壮元阳之功。脾主运化，肝主疏泄，通三焦，利水道；肾主水，司膀胱开阖。本穴为任脉与足三阴经交会穴，膀胱募穴，是膀胱经气结聚之处，故对水液代谢有调节作用，具有补肾利尿消肿、清热利湿止痒之功，主治慢性前列腺炎等。

【**操作**】嘱患者排空膀胱，取仰卧位，以31号3寸针在中极穴直刺1针，再在近旁斜向中极穴加刺1针，进针1.5 ~ 2寸，得气后，予以小幅度捻转提插使局部酸胀感扩散至会阴部。每日1次，10日为1个疗程。

【来源】吴立红，刘友波.傍针刺中极穴治疗慢性前列腺炎110例临床观察.针灸临床杂志，1999，5：28-29.

◎ 治法（三）

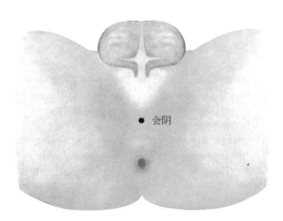

● 会阴

【取穴】会阴：在会阴部，男性当阴囊根部与肛门连线的中点。

快速取穴法：仰卧位，取阴囊根部与肛门上缘的中点处即是。

【穴性分析】本穴归于任脉，位居阴部，具有清热祛湿利尿之功，主治慢性前列腺炎等。

【操作】（1）合谷刺法。患者仰卧位，会阴部皮肤常规消毒后，用28～30号3寸毫针施以合谷刺，即毫针针尖向前上方正中刺入6～7厘米，然后将毫针由深入浅，分别向两侧斜刺同样深度（向两侧斜刺的方向和正中针刺方向的夹角分别为10°）。每次由浅入深时，患者会有局部的酸胀重等感觉，并可向小腹、腰骶部放射，在针尖刺入约6厘米时可有脱空感，此时应继续深入0.5～1厘米，以直达病所。一般不提插，不捻转，不留针。每日1次，6次为一个疗程，休息1～2天后再行第2个疗程，共治4个疗程。

（2）水针法。患者取仰卧位，常规消毒穴位皮肤后，用10毫升注射器套上7号长针头，抽取当归注射液4毫升和2%普鲁卡因2毫升（皮试阴性者），术者左手食指戴指套插入肛门作引导，右手持着注射针头在消毒的穴位处进针，缓慢刺入穴位1～1.5寸许，提插捻转针体以助得气，然后注入药液3毫升；接着，将针头向内再推进1～1.5寸许（勿刺入直肠），直至针下感觉到沉滞有阻力时，表明已穿透前列腺被膜而刺入腺体，即可再注入药液3毫升。每周治疗1～2次，5次为一个疗程，效佳。

（3）激光针照射法。嘱患者暴露会阴部，然后取侧卧位并屈膝，常规消毒局部皮肤，将直径80fire的光导纤维，经特制的空芯激光针，在会阴部的中点，与皮肤成垂直方向刺入穴位2厘米左右深，留针20分钟即可出针。每天1次，10次为一个疗程，效果满意。

（4）艾灸法。患者取仰卧位或侧卧位，屈膝，充分暴露阴部，略垫起臀部，用艾条架固定在穴位上施灸，或教会患者携艾卷在家里自行熏灸。一般多于下午灸治，每次20～40分钟，灸后嘱患者注意休息。每日1次，疗效显著。

【来源】［1］汪润生.中国针灸，1997，7：397-398.

［2］魏一鸣，等.中国针灸，1992，6：5-6.

［3］赵树华，等.中国中西医结合杂志，1992，10：629.

［4］马培功，等.针灸临床杂志，1993，2、3：56.

◎ 治法（四）

【取穴】长强：在会阴区，尾骨下方，尾骨端与肛门连线的中点处。

【穴性分析】本穴位于尾骨下，具有调理下焦，清热利湿之功，是治疗前列腺炎的常用配穴。

【操作】患者取胸膝位，充分暴露肛门，常规消毒穴位局部皮肤后，用10毫升注射器套上6～7号注射针头，抽取2%利多卡因5毫升、玻璃酸酶1500单位、丁胺卡那霉素0.2克，排净空气后，镊取一段1厘米长的2/0号羊肠线，仔细放入针头的前端。医者左手戴上一次性手套，食指蘸取少许液体石蜡，插入肛门做引导（以免针刺破肠壁），右手持针对准长强穴快速刺至皮下，然后以左手食指引导，沿肌肉层将针尖向尾骨尖方向缓慢推进约3厘米，抽无回血时，缓慢推注药物；同时向后退针，一般退至1～2厘米时，推注药物的阻力会突然下降，这时肠线已埋入穴内，即可推尽剩余药物。出针后用干棉球按压针孔片刻，再外敷创可贴以免针孔感染。每周1次，5次为一个疗程。

【来源】张培永.中国针灸，1999，3：155-156.

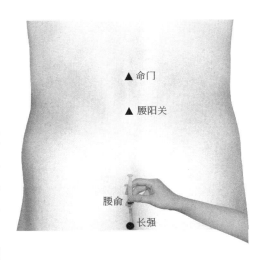

第二节　前列腺增生症

前列腺增生症是老年男性常见病，男性40岁以上前列腺开始增生，但发病年龄均在50岁以后，发病率随着年龄的增大而增加。常见症状有尿流无力、感觉膀胱内仍留有尿液未排尽、开始排尿时有困难、尿频、尿急（不能忍尿），当前列腺增生的情况逐渐加重，尿道就会受到更大的压力而导致膀胱内的尿不能排出。本病属中医学"癃闭""淋证""精癃"等范畴。

◎ 治法（一）

【取穴】中极：在下腹部，脐中下4寸，前正中线上。

【穴性分析】本穴归于任脉，为任脉与足三阴经交会穴。脾主运化，肝主疏泄，通三焦，利水道；肾主水，司膀胱开阖。且为膀胱募穴，是膀胱经气结聚之处，故对水液代谢有调节作用，具有补肾利尿消肿、清热利湿止痒之功，主治小便不利等。

【操作】患者取仰卧位，局部常规消毒后，用2.5寸毫针，斜刺中极穴，针尖向曲骨方向，进针1.5 ～ 2寸，要求针感至会阴部。留针30分钟。留针期间，每10分钟行针1次。每日1次，10次1个疗程，疗程间休息2 ～ 3天。

【来源】沈伟，孙娟.针刺治疗中老年良性前列腺增生20例［J］.中国社区医师，2012，14（19）：217.

◎ 治法（二）

【取穴】中髎：在骶区，正对第3骶孔中。

【穴性分析】本穴归于足太阳膀胱经，具有补肾、通利小便之功，用于治疗小便不利等。

【操作】患者取俯卧位，中髎穴用4 ～ 5寸毫针斜向下45°角刺入2.5 ～ 3.5寸（依据患者胖瘦定），针尖向下刺入第3骶后孔，加电针后可见会阴表浅肌收缩及双大腿内旋。双侧中髎穴加电针：选用电针频率

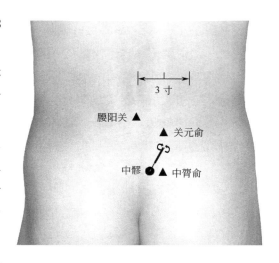

20Hz，疏密波，电流量以患者能耐受为度。留针30分钟。前两周每周治疗5次，后两周每周治疗3次，共治疗4周。

【来源】丁玉龙，于金娜，刘志顺.电针中髎治疗良性前列腺增生症穴位特异性研究［J］.针灸临床杂志，2011，27（7）：1-3.

◎ 治法（三）

【**取穴**】会阴：在会阴部，当阴囊根部与肛门连线的中点。

【**穴性分析**】本穴归于任脉，位居阴部，具有清热祛湿利尿之功，主治小便难等。

【**操作**】患者侧卧位，常规消毒局部皮肤，用注射器抽吸尿通灵注射液（五倍子注射液、庆大霉素、2%普鲁卡因等），然后用手指探查肛门，扪到肿大的前列腺腺体后，将注射针头缓慢刺入，待回抽无血液及尿液时，转动注入药液。每周1次。

【**来源**】王华西.湖南中医学院学报，1988，1：24.

◎ 治法（四）

【**取穴**】至阴：在足小趾末节外侧，距趾甲角0.1寸（指寸）。

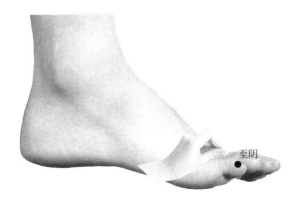

快速取穴法：正坐垂足着地或仰卧，于足小趾爪甲的外侧缘与基底部各作一条直线，两线交点处即是。

【**穴性分析**】本穴为足太阳膀胱经之井穴，位于足少阴肾经与足太阳膀胱经交接之处，用于治疗极阴之处和阴阳失调的疾患。胞宫与前列腺处于腹部之极下极内，同为至阴之地，可调理肾与膀胱的气化功能，主治前列腺增生症等。

【**操作**】患者取仰卧位，常规消毒一侧至阴穴皮肤，可酌配内至阴穴（位于足小趾甲内侧后角，去甲一分许），按常规方法用三棱针快速点刺穴位，然后用双手拇、食指挤压穴周，放血20滴左右。每日1次，左右交替，10次为一疗程，每个疗程间隔5天，治疗2个疗程后统计疗效。针刺过程中，停用一切药物及其他治疗。

【**来源**】饶芳.中国针灸，2000，9：572.

第三节　男性不育症

男性不育症是临床上较难治愈的病证，多为射精不能或精液内精子缺乏、精子死亡及精子形状异常引起，中医多为先天不足或肾气亏虚所致。

◎ 治法（一）

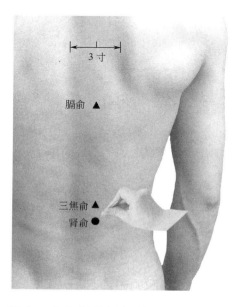

【取穴】肾俞：在脊柱区，第2腰椎棘突下，后正中线旁开1.5寸。

【穴性分析】本穴归于足太阳膀胱经，为肾之背俞穴，是肾气输注之处，能调补肾气，为治疗肾虚要穴，具有滋阴填精、温肾壮阳、培元固本、回阳固脱之功。主治男性不育症等。《医宗金鉴》：肾俞治下元诸虚，精冷无子。

【操作】挑刺采用挑筋法，先在穴位做个记号，用碘酒常规消毒两次，2%利多卡因表面麻醉，左手固定挑治点，右手持消毒后的专用挑刺针沿麻醉皮丘处刺入皮下，抬高针尖并慢慢摇摆之，挑断皮下白色纤维样物数根，以挑尽为止，可沿各个方向挑，亦可效仿摇大孔的方法，即将针刺入皮下后旋转勾住数根纤维样物后再将其挑断。术后用碘酒消毒，敷盖无菌纱布用胶布固定。每周2次，每次间隔2～3天，连用12周。

【来源】袁少英，等.针挑治疗生殖道感染性不育症的临床疗效观察.2011中国针灸学会年会，2011：1088-1092.

◎ 治法（二）

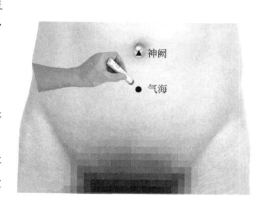

【取穴】气海：在腹正中线上，当脐下1.5寸处。

【穴性分析】本穴归于任脉，有补肝肾、调冲任、理气血之功，主治男性不育症等。

【操作】局部常规消毒，后直刺1～1.5寸；艾炷灸3～7壮，或艾条灸15～30分钟。

【来源】王燕，李东.试论气海穴的临床应用.天津中医学院学报，1999（2）：27-28.

第四节　男性性功能障碍

男性性功能障碍主要包括阳痿、早泄、遗精等一组疾病，多因肾气亏损、命门火衰，或恐惧伤肾或心肾不交、水火不济所致。阳痿是指阴茎不能勃起，或勃起不坚，持续时间短，早泄是指性交时过早地射精；遗精则指频繁地自行排精。现代医学认为男性性功能障碍多为中枢神经功能失调所致的性神经衰弱，与精神因素关系密切。

◉ 治法（一）

【取穴】神阙：在脐区，脐中央。

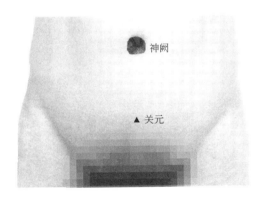

【穴性分析】本穴归于任脉，任脉为阴脉之海，总统一身之阴经，有滋肾阴、益精血、培元固本之功，主治遗精等男性性功能障碍。

【操作】将药物研细末填满脐孔上置艾炷施灸20壮，每次艾灸2小时，灸后胶布固封脐中药末2天。3天治疗一次，10次为一疗程。

【来源】刘存志.熏灸神阙治疗男性勃起功能障碍临床研究.中国针灸，2002，9：34.

◉ 治法（二）

【取穴】关元：位于腹部，前正中线上，脐下3寸。

【穴性分析】本穴归于任脉，为任脉与足三阴经的交会穴，是全身强壮要穴，具有滋阴填精、温肾壮阳、培元固本之功，主治遗精、阳痿、阴挺等男性性功能

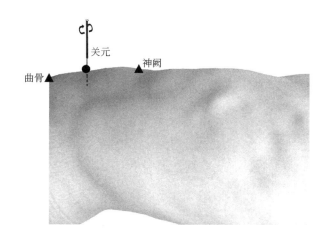

障碍。

【操作】采用夹持进针法，直刺快速入关元穴，行针至得气。关元穴得气后，将针提至皮下，斜向中极方向透刺，针身与皮肤表面呈15°～25°角，沿皮刺入。得气后，采用补法，使针感向会阴部、阴茎、龟头方向传导，直至针感不传导为止。每日或隔日一次，10次为一疗程。

【来源】胡幼平，钟兰，李刚.针刺透穴法治疗阳痿.针灸学报，1991,3：27-29.

第五节　遗　精

遗精是指不因性交而排精的病证。有梦而遗称"梦遗"，无梦或在清醒状态下遗精称"滑遗"。一般成年未婚男子每月遗精1～2次，或每周遗精1次均为正常。但遗精频繁，同时伴有头晕耳鸣、精神萎靡、疲倦乏力、腰膝酸软等全身症状则为病态。本病属于现代医学中男性性功能障碍的范畴。

◉ 治法（一）

【取穴】关元：定位在腹下部，前正中线上，距脐下3寸，曲骨穴上3寸。

【穴性分析】本穴归于任脉，为任脉与足三阴经的交会穴，是全身强壮要穴，具有滋阴填精、温肾壮阳、培元固本之功，主治遗精、阳痿、阴挺等。

【操作】将艾条点燃后用熏灸架固定，置穴位上施行温和灸，热力以舒适可耐受为度。每日灸1次，每次灸20～30分钟，15天为1个疗程。

【来源】岳广平.艾灸加按摩治疗遗精20例.中医研究，2012，3：49.

◎ 治法（二）

【取穴】列缺：在前臂，腕掌侧远端横纹上1.5寸，拇短伸肌腱与拇长展肌腱之间，拇长展肌腱沟的凹陷中。

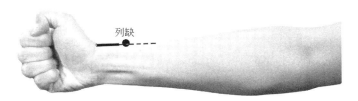

列缺

【穴性分析】列缺穴归于手太阴肺经，为八脉交会穴之一，通于任脉，故有通调任脉之作用。男子，任脉起于肾下精宫，上循阴器，因此，本穴可治疗遗精。如敦煌医书《灸法图》记载："灸男子五劳七伤；失精、尿血，当灸……两手髓孔（列缺）"，《千金要方》亦载："小便热痛，男子阴中疼痛，溺血精出，灸列缺五十壮"。

【操作】穴位常规消毒后，用28号1寸不锈钢针，逆经脉循行方向平刺入穴位，以局部产生酸麻胀感为度。令患者取不同姿势活动无影响时，以胶布固定。每周埋针3次，左右交替进行，留针12 ~ 18小时，一般多于晚6 ~ 7时埋针，至次日8 ~ 12时取下。

【来源】徐永文，徐淑云，付新运.列缺穴埋针治疗遗精46例.中医药信息，2001，4：44-45.

◎ 治法（三）

【取穴】会阴：在会阴部，当阴囊根部与肛门连线的中点。

快速取穴法：仰卧位，阴囊根部与肛门上缘的中点处即是。

【穴性分析】本穴归于任脉，为冲、任、督三经交会之所，冲任督三脉同起于肾下精宫，共出于会阴穴而"一源三歧"。故本穴具有调补全身气血之盛衰，调节脏腑之阴阳，使阴平阳秘，精关得固之功，主治遗精等。

【操作】（1）针刺法。患者侧卧位，双手抱膝，充分暴露穴位，先用5%碘酊、再用75%酒精严格消毒局部皮肤，医者左手按压穴位，右手持28 ~ 30号2寸毫针，快速直刺入穴位1.5寸左右，一般只行捻转手法，不提插，刺激强度以患者能耐受为限，当局部有较强的酸胀感并伴有轻微的痛感时，留针20 ~ 30分钟，隔10分钟行针1次，每日1次。

（2）水针法。患者取仰卧位，让其充分露出会阴部，先用5%碘酊消毒局部皮肤待干，再用75%酒精消毒后，取20毫升的注射器套上12号针头，抽取0.25%普鲁卡因注射液15～20毫升，然后将针头快速刺入穴位，深度不超过1.5厘米，待患者有酸、麻、胀等感觉时，即开始缓慢注入，一般注入药液10～15毫升，边注射边退针。术后一般无不良反应，局部自觉胀、麻、酸感者疗效好，多数患者经治疗5次左右即可痊愈。

【来源】［1］彭明华.中国针灸，1997，2：682.

［2］刘吉，等.四川中医，1995，2：56.

［3］马小平.江苏中医杂志，1986，2：27.

［4］陈加国，等.福建中医药，1966，3：36.

◎ 治法（四）

【取穴】中极：在下腹部，前正中线上，当脐中下4寸。

快速取穴法：前正中线延长至下腹部的耻骨联合处，耻骨联合上一横指处即是。

【穴性分析】本穴归于任脉，任脉为阴脉之海，为任脉与肾经交会穴，有补肾培元、壮元阳之功，主治遗精、阳痿、早泄等。

【操作】患者取仰卧位，常规消毒局部皮肤，用26～30号2寸不锈钢毫针，快速直刺入穴位，进针约1.5寸，得气后用持久的强刺激，每隔5分钟捻转针体1次，患者会感到针刺的部位至阴茎或龟头有触电样胀的感觉，留针20分钟。起针后用艾条温和灸法灸1分钟，每隔1日治疗1次。

【来源】熊少能.新中医药，1957，9：47.

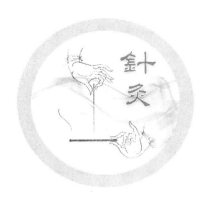

第六章
儿科

小儿外感发热是小儿时期最常见的疾病，发病率占儿科疾病的首位，属现代医学急性呼吸道感染范畴。

【取穴】大椎：在后正中线上，第7颈椎棘突下凹陷中。

【穴性分析】本穴归于督脉，位颈部居上属阳，有向上向外之性，能散寒解表，疏风散热，主治外邪侵袭肌表所致表证，是治疗小儿外感发热的常用配穴。

【操作】令患儿低头，取第7颈椎下凹陷处为进针点，常规消毒，左手提捏进针点皮肤，右手以七号头皮针快速刺入皮肤约3mm后出针，挤出3～5滴血，以消毒棉球掩盖针孔。

【来源】大椎刺血佐治疗小儿外感发热30例临床疗效分析［J］.辽宁中医药大学学报，2007.5（9）：146-147.

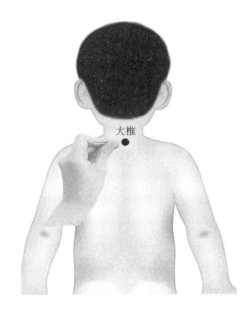

第二节　流行性腮腺炎

　　流行性腮腺炎俗称"痄腮"，是由腮腺炎病毒引起的一种急性呼吸道传染病。本病多发于儿童，表现为发病急骤，有恶寒发热，头痛，恶心，咽痛，周身不适，食欲不振等。1～2天后即见耳部一侧或两侧腮腺肿大，边界不清，局部压痛，咀嚼不便。

◉ 治法（一）

　　【取穴】角孙：在头部。折耳郭向前，当耳尖区上入发际处。

　　【穴性分析】本穴归于手少阳三焦经，为手足少阳、手阳明之会，具有疏散少阳风热、清泄阳明实火、清热解毒、消肿散结之功。

　　【操作】嘱患儿侧卧位，不配合者由家长帮助固定位置。选定穴处，用紫药水定位，穴区常规消毒，取灯心草3～4厘米，将一端置入植物油中1厘米，取出后用软棉纸吸取灯草上的浮油。术者用拇、食指捏住

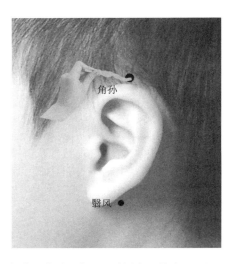

灯心草上1/3处，即可点火。然后慢慢向穴位移动，将燃端垂直接触穴位标志点，听到清脆的"啪啪"暴淬声，火也随之熄灭。点灸后局部多有小块灼伤，无须处理，3日内点灸处不可蘸水，数日后结痂而愈。

　　【来源】赵江，尹士军.灯火灸治疗流行性腮腺炎［J］.中国民间疗法，2010，18（2）：9.

◉ 治法（二）

　　【取穴】阿是穴：取颊部肿胀最高处。

　　【穴性分析】本穴为经验用穴，一般在耳垂下肿胀之中心，取局部，可解毒泻热，软坚散结。

　　【操作】常规消毒，用28号1.5寸毫针以45°角针尖斜向口角方向，快速刺入0.5～1寸，捻转泻法半分钟，不留针。出针后以消毒棉球轻压针孔使不出血。

◎ 治法（三）

【取穴】屏尖：在耳屏对侧面上1/2处。

【穴性分析】本穴为耳穴，具有解风温邪毒，泻肠胃积热，疏通少阳经脉之功，主治痄腮等。

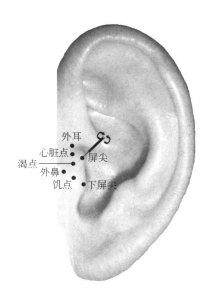

【操作】选准穴后，用75%酒精棉球消毒耳穴局部皮肤，然后术者以左手拇、食指挟持屏尖，拇指指甲切屏尖上缘，右手取0.5寸长不锈钢毫针垂直刺入穴位，深度以不刺透屏尖穴内侧皮肤为度，捻转得气后，急速出针。出针后随即用75%酒精棉球消毒针孔。一般单侧腮腺肿胀疼痛，可取患侧穴刺之；如双侧腮腺患病，则取双侧穴刺之，每日针刺1次，5次为1个疗程。一般发病在2天以内者，针刺1次可愈。

【来源】刘树华.治疗小儿流行性腮腺炎经验介绍［J］.中医儿科杂志，2007，3（4）：45.

◎ 治法（四）

【取穴】合谷：在手背，第1、2掌骨间，当第2掌骨桡侧的中点处。

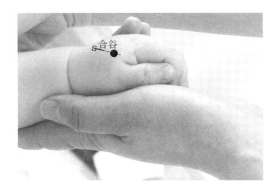

快速取穴法：（1）拇、食指张开，使虎口拉紧，另一手的拇指关节横纹压在虎口上，拇指关节向前弯曲压在对侧的拇、食指指蹼上，拇指尖所指处即是。

（2）拇、食指并拢，两指掌骨间有一肌肉隆起（骨间背侧肌），隆起肌肉之顶端即是。

【穴性分析】本穴归于手阳明大肠经，具有祛风通络，息风止痉之功，主治牙关紧闭、口眼㖞斜、面肿、三叉神经痛、面肌痉挛等面部病证。如《四总穴歌》所言：面口合谷收。

【操作】常规消毒双侧穴位皮肤后，用28～30号2寸毫针，快速直刺入0.5寸左右，施行平补平泻手法，至有酸麻感觉后即出针。应用本法进行预防，一般经1次针治，便可控制该病的发展和蔓延。

【来源】张辅臣.浙江中医杂志，1964，12；16.

◎ 治法（五）

【取穴】翳风：在耳垂后方，当乳突与下颌角之间的凹陷处。

快速取穴法：将耳垂向后捺，耳垂的边缘处，乳突前方凹陷处即是。

【穴性分析】本穴归于手少阳三焦经，为手、足少阳交会穴，近于耳，具有祛风清热、息风解痉之功，主治颊肿，瘰疬等。《玉龙歌》：耳聋气闭痛难言，须刺翳风穴始痊，亦治项上生瘰疬，下针泻动即安然。

【操作】患者取坐位或侧卧位，常规消毒患侧穴位皮肤，医者取28～30号2寸长毫针，对准穴位快速刺入，进针约1～1.5寸，待局部产

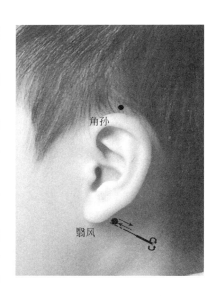

生酸、麻、胀感时，可施行提插捻转之泻法，然后留针20～30分钟。出针后，可配合点刺少商穴放血数滴，用消毒干棉球擦净。每日1次，一般治疗1～3次即可获效。

【来源】［1］田长顺.中国针灸，1995，2：31.

　　　　［2］吕景山，等.单穴治病选萃.北京：人民卫生出版社，1993.

◎ 治法（六）

【取穴】手三里：在前臂背面桡侧，当阳溪与曲池连线上，肘横纹下2寸。

快速取穴法：横肱屈肘立掌，桡侧肘横纹头（即曲池穴）往前二横指（食、中指）处（曲池穴与阳溪穴连线上）即是本穴。

【穴性分析】本穴归于手阳明大肠经，具有疏散风热、消肿止痛之功，主治颊肿、舌痛等。

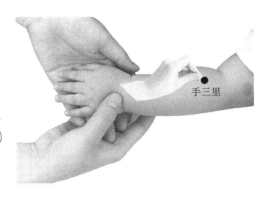

【操作】患者取坐位或仰卧位，用75%酒精常规消毒穴位（单侧病变者取患侧穴位，双侧病变者则取双侧穴位）皮肤，直刺1～1.5寸，中强刺激。

【来源】汪海峰.中国针灸，1995，2：30.

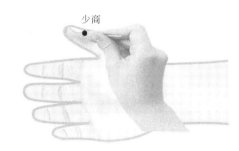

⊙ 治法（七）

【取穴】少商：在手拇指末节桡侧，距指甲角0.1寸处（指寸）。

快速取穴法：仰掌，微握拳，拇指上翘，其内侧（桡侧）沿拇指甲基底部和桡侧缘各作一直线，两线相交处即是。

【穴性分析】本穴归于手太阴肺经，内可清泄肺热，外可宣散风热，有清热解毒、利咽消肿之功，是治疗痄腮的常用配穴。

【操作】患者取坐位或仰卧位，常规消毒穴位（单侧病变者取患侧穴位，双侧病变者则取双侧穴位）皮肤，施术前医者先在患者的手臂部由上向下至手腕部慢慢地推运10～20次，用止血带将手腕扎紧，然后用细三棱针快速点刺穴位局部2～3下，出血少许，用干棉球擦拭血迹即可。每日1次，直至病愈。

【来源】何良元，等.中国针灸，1997，7：436.

第三节　小儿腹泻

小儿腹泻是婴儿时期的一种急性胃肠道功能紊乱，多见于夏秋季节，以大便次数增多，质地稀薄为主症。本病最易耗伤气液，如不及时治疗或治疗不当，可以转成慢惊或气脱液竭，易致死亡。年龄越小，发病率越高，也越易恶化。祖国医学认为，小儿脏腑娇嫩，由于感受风、寒、暑、湿等邪，脾胃运化失常，清浊不分而引起。

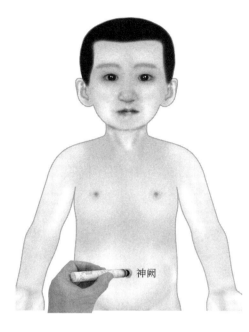

⊙ 治法（一）

【取穴】神阙：在腹中部，脐中央。

【穴性分析】本穴归于任脉，位腹部正中，深层为肠，有温肾健脾、益气升提、祛湿止泻、利水消肿之功，主治腹痛、泄利等。《针灸资生经》：久冷伤惫脏腑、泄泻不止、中风不省人事等疾，宜灸神阙。

【操作】以肚脐为中心暴露腹部直径8厘米左右，点燃艾条，待其燃烧均匀，医者用左手触摸患儿腹部，轻轻揉摩，右手握住艾条，在距离皮肤3～6厘米处，以肚脐为中心呈环形旋转熏灸，先顺时针，后逆时针，意在平补平泻。每次温和灸30分钟，以医者手下有温热感，患儿局部皮肤微红为度，每日2次。

【来源】范永红，赵必仰，刘福彬.脐灸治疗小儿腹泻142例.山东中医杂志，2008，2：112.

⊙ 治法（二）

【取穴】足三里：在小腿前外侧，犊鼻下3寸，犊鼻与解溪连线上。

【穴性分析】本穴为足阳明胃经的合土穴，是治疗脾胃病的首选穴，能补能泻，能升能降，能清能温，具有健脾、消积滞、和胃降逆、通腑利湿之功，主治泄泻、便秘、痢疾等。

【操作】常规消毒后，用梅花针在穴位上轻叩，至穴位皮肤潮红为度。无发热、恶心呕吐者，只取主穴；伴发热者加叩曲池，伴恶心呕吐者加叩内关。每日1次，5次为1个疗程。

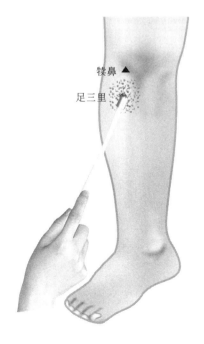

【来源】李淑贤，刘影虹.针刺配合捏脊治疗小儿腹泻126例［J］.中国民间疗法，2004，12（12）：31.

◎ 治法（三）

【取穴】气海：在下腹部，前正中线上，当脐中下1.5寸。

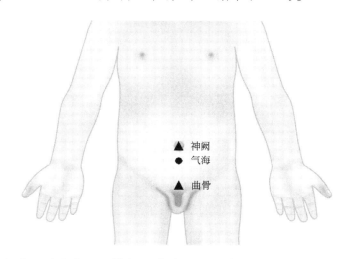

快速取穴法：肚脐直下两横指（食中两指，约1.5寸）处即是。

【穴性分析】本穴归于任脉，位居脐下，深部为肠，有健脾和胃理肠、祛湿化湿理气之功，主治腹胀、便秘、水谷不化、泄泻、痢疾等。

【操作】常规消毒阴交穴皮肤后，根据患儿的胖瘦，选用30～32号1～1.5寸不锈钢毫针，医者左手固定针尖于阴交穴上，右手持着毫针针柄，以15°～25°角快速捻转进针，透刺向气海穴，先捻转后提插，5～10秒钟即可，一般不留针，出针后用干棉球按压针孔片刻。每日1次，3～5天为一个疗程。

【来源】罗齐民，等.新疆中医药，1998，2：25.

◎ 治法（四）

【取穴】天枢：在腹中部，距脐中2寸处。

快速取穴法：脐中水平旁外两横指（食、中指）处即是。

【穴性分析】本穴归于足阳明胃经，居腹部，为大肠募穴，是大肠经气聚结之处，具有通腑泻热、祛湿止泻之功，为治疗肠胃病要穴，主治腹胀、肠鸣、泄泻、痢疾、便秘等。如《针灸大成》：本穴治泄泻、肠疝、赤白痢、水痢不止、烦满呕吐、霍乱。

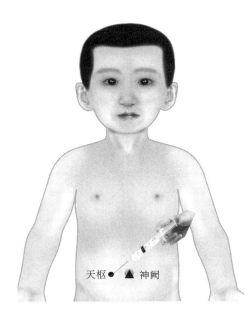

天枢 ● ▲ 神阙

【操作】水针法。抱儿坐位，先将硫酸阿托品注射剂0.2毫克和维生素B_6注射剂20毫克，加入注射用水稀释至0.8～1.2毫升，然后用2毫升的注射器套上5.5号针头，抽吸入上述药液，常规消毒双侧穴位皮肤后，将针头快速刺入穴位皮下，再向外侧斜刺1～1.5寸，施行提插捻转手法，得气后若回抽无血，则可缓慢注入药液，每穴0.4毫升。隔日1次，效果显著。

【来源】曾玉祥.湖北中医杂志，1990，6：4.

◎ 治法（五）

【取穴】中脘：在上腹部，前正中线上，当脐中上4寸。

快速取穴法：肚脐正中与胸骨体下缘两点之中央。

【穴性分析】本穴归于任脉，位居腹部，为胃的募穴，腑之会，是胃气结聚之处，也是治疗胃病要穴，具有调胃肠、祛湿止泻、通腑止痢之功，主治腹胀、肠鸣、泄泻、便秘、痢疾等。

【操作】患儿被抱仰卧位，局部皮肤常规消毒后，取28～30号0.5寸毫针，对准穴位快速刺入，进针0.2～0.3寸，施行补泻手法后立即出针。每天1次，疗效满意。

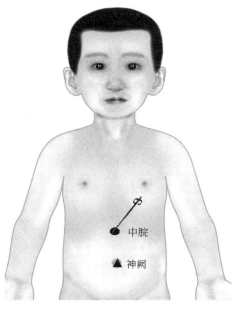

中脘

▲ 神阙

【来源】薛玉芳.陕西中医，1994，5：224.

◎ 治法（六）

【取穴】委中：在腘横纹中点，当股二头肌肌腱与半腱肌肌腱的中间。

快速取穴法：俯卧，微屈膝，腘窝横纹正中央，两筋之间即是。

【穴性分析】本穴为足太阳膀胱经合土穴，土能克水，以制约膀胱水盛太过，故具有健脾祛湿和胃之功，主治腹痛、吐泻等。

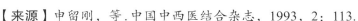

【操作】家属抱病儿坐位，常规消毒双侧穴位后，用5毫升注射器套上6～7号注射针头，抽吸庆大霉素注射液（每天每千克体重用量为0.3万单位）、654-2注射液（每天每千克体重用量为0.4毫克），一次用足全日量，针尖向上呈30°角快速斜刺入穴位，回抽无血时，将药液快速注入，每穴各一半药量。每日1次。

【来源】申留刚，等.中国中西医结合杂志，1993，2：113.

◉ 治法（七）

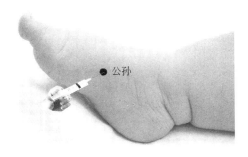

【取穴】公孙：在足内侧缘，当第1跖骨基底的前下方。

快速取穴法：正坐垂足或仰卧位，由足大指内侧后一关节（第一跖趾关节）往后用手推有一弓形骨，弓形骨后端下缘的凹陷（第一跖骨基底内侧前下方）处即是。

【穴性分析】本穴归于足太阴脾经，为之络穴，能联络脾胃二经，是八脉交会穴之一，通于冲脉，具有理脾和胃、通调肠腑、消食化滞、清热利湿之功，主治腹痛、肠鸣腹胀、泄泻、霍乱、痢疾等。

【操作】常规消毒穴位皮肤后，快速将针与足底平行样刺入穴位，深度1.5～2.5厘米，动作要求宜轻、准、快，不作提插，将山莨菪碱（每次按0.5～1.5毫克/千克换算）注入，每次仅注射一侧穴位，每侧穴位于1天之内只用1次，两侧交替。每日1～2次，3日为一个疗程。治疗期间可酌减食量，个别患儿可进行对症处理。每日1次，效果明显。

【来源】曹长恩.中西医结合杂志，1991，11：653.

◉ 治法（八）

【取穴】脾俞：在背部，当第11胸椎棘突下，旁开1.5寸。

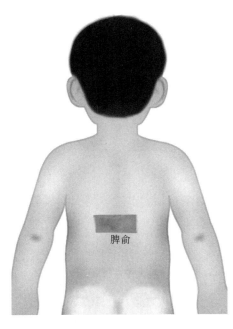

脾俞

快速取穴法：平肩胛骨下角的椎骨为第7胸椎，由此椎骨往下推到第4个椎体即为第11胸椎，从其棘突下旁开食、中二横指处即是。

【穴性分析】本穴归于足太阳膀胱经，为脾之背俞穴，是脾气输注背部之处，具有益气养血、温阳健脾、和胃降逆、祛湿利水之功，是治疗脾胃虚弱、气血不足的要穴，主治腹胀、呕吐、泄泻、完谷不化、痢疾等。《医宗金鉴》：脾俞治内伤脾胃、吐泻、疟痢、泄痢、黄疸、善欠、不思食。

【操作】取其背部的双侧穴位（酌配胃俞穴），常规消毒局部皮肤后，术者用左手固定穴位，右手持30～32号0.5寸毫针，在每个穴位上自左而右依次划痕2～2.5厘米，深度以皮下有点滴出血为准。术后敷以无菌纱布，用胶布固定。隔1星期后可施行第2次治疗，效果显著。

【来源】张丽民.山东中医杂志，1990，1：15.

⊙ 治法（九）

【取穴】肾俞：在腰部，当第2腰椎棘突下，旁开1.5寸。

快速取穴法：由肚脐正中作线环绕身体一周，该线与后正中线的交点即为第2腰椎，由其棘突下旁开食、中二横指处即是。

【穴性分析】本穴归于足太阳膀胱经，为肾之背俞穴，是肾气输注之处，能调补肾气，肾主水，故有温肾健脾、祛湿止泻、利水消肿之功，主治洞泄不止、水肿等。

【操作】患儿俯卧位，双侧穴位皮肤常规消毒后，用干净的三棱针或手术刀，以穴位为起点，由内向外横划一线（←··→），距离长约1寸，然后用手指轻

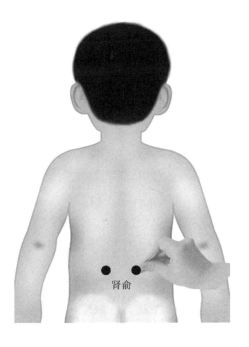

肾俞

轻挤捏，微见血液渗出即可。每日1次，轻者1次、重者2～3次即效。

【来源】刘春风.新中医，1985，4：27.

第四节　小儿夜啼

本病是指婴儿每夜啼哭，时哭时止，或每夜定时啼哭，甚则通宵达旦，而白天如正常小儿。现代医学认为，小儿神经系统发育不完全，可能因一些疾病导致神经功能调节紊乱而造成本病的发生。中医学认为小儿夜啼多由脾寒，心热，惊吓，食积等引起，临床要辨证施治。

◉ 治法（一）

【取穴】涌泉：在足底部，约足底2、3趾趾缝纹头与足跟连线的前1/3/与后2/3交点上。

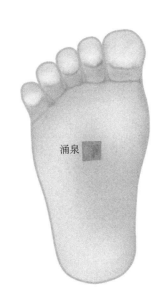
涌泉

【穴性分析】本穴归于足少阴肾经，为肾经井穴，是经气所出的部位。足少阴经脉联系心与肾，因此可以通过刺激肾经之井穴涌泉，交通心肾，达到安神的目的，主治小儿夜啼等。《素问·五常政大论》云："气反者，病在上，取之下"，根据上病下取之法，取涌泉穴可达到引火归元的效果。

【操作】自拟安神散外敷涌泉穴，安神散组成：茯神，远志比例为1：1，研极细粉混合备用。每天临睡前取药粉20克左右用醋适量调和，捏成小饼状，外敷于双足心涌泉穴处，再贴以无纺胶布固定，于次晨起取下。每天1次，3天为1个疗程，可连用2个疗程。

【来源】郑玲玲，周正，刘科.中药涌泉穴位敷贴治疗小儿夜啼36例.医学信息（上旬刊），2010，10：3631-3632.

◉ 治法（二）

【取穴】中冲：在手中指末节尖端中央0.1寸处。

【穴性分析】本穴为手厥阴心包经井木穴，心包是心脏的外卫，代心受邪，故具有清心泻热、开窍醒脑之功，主治小儿惊风、小儿夜啼等。

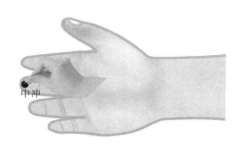

中冲

【操作】首先医者的左手拿住患儿中指，经常规消毒后，右手持细三棱针或5号注射针头点刺，使针尖约斜向上方，刺一分许，刺出3～5滴血即可。一般一次治疗即有效，如效果欠佳，第2天可再针1次。

【来源】唐中生，李霞.点刺中冲穴放血治疗小儿夜啼症35例.贵阳中医学院学报，2007，2：48.

◎ 治法（三）

【取穴】四缝：在第2～5指掌侧，近端指关节的中央，一侧4穴。

快速取穴法：伸手仰掌，手的第2、3、4、5指之第1、2指节相交处横纹中点即是。

【穴性分析】本穴为经外奇穴，具有消食化积、祛湿止泻之功，主治肝脾积热型小儿夜啼。小儿脏腑较嫩，形气未充，且脾常虚，五行学说中肝木为脾土之

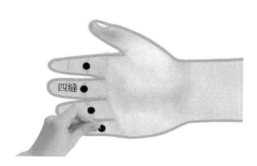

四缝

母，子病及母，故常引起肝脾积热，体现了患儿胃不和则卧不安的理论。

【操作】患儿取坐位或仰卧位，用75%酒精常规消毒局部皮肤后，取三棱针避开血管快速刺入穴位，进针深0.2～0.4厘米（其深度按患儿大小而定），刺入后左右捻转毫针2次，即可出针。医者再用双手拇指挤压针孔周围，溢出胶冻样液体或血液，用干棉球擦去溢液并压迫止血。每3～7天针1次，多数1次即愈，少数3次愈。本法治疗因惊吓而致之病证，疗效尤佳。

【来源】［1］赵成春，等.中国针灸，1997，2：92.

［2］林治力.中国针灸，1990，1：16.

第五节　小儿疳积

疳积是以面黄肌瘦、毛发稀黄、食欲反常、肚腹膨大或腹凹如舟、时发潮热、精神萎靡等为特征的儿科慢性病证。本病多见5岁以下婴幼儿。疳字含义有：

一是"疳者甘也",意谓此病乃小儿恣食肥甘、损伤脾胃、积滞中焦、日久成疳;二是"疳者干也",意谓此病气液消耗、形体羸瘦而成干枯之病。

◎ 治法(一)

【取穴】四缝穴:在手指,第2~5指掌面的近侧指间关节横纹的中央,一手4穴。

【穴性分析】本穴为经外奇穴,具有消食化积、清热杀虫、祛湿止泻之功,主治疳积、肠虫症、小儿腹泻等。

【操作】令患儿伸手,仰掌,双手共取穴8个。皮肤局部消毒后,用三棱针点刺穴位,深0.5毫米,刺后用手挤出少许淡黄色或透明黏液,或者少许血液,然后用消毒干棉球拭干,按压片刻即可。

【来源】涂桂芳.三棱针点刺配合捏脊法治疗小儿疳积57例.现代中西医结合杂志,2010,32:4170-4171.

◎ 治法(二)

【取穴】足三里:在小腿前外侧,当犊鼻穴下三寸,距胫骨前缘一横指。

快速取穴法:(1)正坐屈膝成直角,由外膝眼(犊鼻)往下四横指,距胫骨约一横指(中指)处即是。

(2)站位,用同侧手张开,虎口围住髌骨上外缘,四指直指向下,中指尖的所指处即是。

(3)正坐屈膝,以本人之手按在膝盖上,食指抚着膝下胫骨,当中指尖着处即是。

(4)正坐屈膝,用手从膝盖正中往下摸取胫骨粗隆,在胫骨粗隆外下缘直下1寸处即是。

【穴性分析】本穴为足阳明胃经的合土穴,是治疗脾胃病的首选穴,能补能泻,能升能降,能清能温,具有健脾、消积滞、和胃降逆之功,主治胃痛、呕吐、腹胀、消化不良、疳积等。

【操作】患儿平卧位,双侧穴位皮肤局部常规消毒后,取2毫升注射器套上5~6号注射针头,抽取适当药液,快速直刺入足三里穴,将针头稍加提插捻转,得气后若回抽无血,则缓慢注入药液,出针时用干棉球按压针孔片刻。每日1次,3次为1个疗程。

【来源】[1]乔家宠,等.广东中医,1961,2:60-61.

[2]夏晓川.湖北中医杂志,1988,3:19.

第六节　小儿急惊风

　　惊风俗称"抽风"，是儿科疾病中常见的一个证候，表现为阵发性四肢和面部肌肉抽动，多伴有两侧眼球上翻、凝视或斜视，口吐白沫，牙关紧闭，甚至颈项强直、角弓反张、呼吸暂停、神志不清，发作时间可持续几秒钟至几分钟，一年四季均可发病，一般以1～5岁婴幼儿为多见，年龄越小，发病率越高。由于其病情往往比较凶险，变化迅速，威胁小儿生命，故有"小儿之病，最重惟惊"之说。

◉ 治法（一）

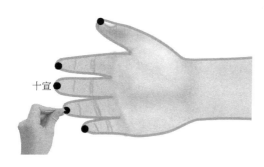

十宣

　　【取穴】十宣：在手指，十指尖端，距指甲游离缘0.1寸。

　　【穴性分析】本穴为经外奇穴，位于十指尖端，近于经井穴，是治疗神昏窍闭的要穴，具有通关泻热、开窍醒神、息风镇惊之功，主治昏迷、晕厥、小儿惊厥等症。

　　【操作】取1寸毫针，皮肤消毒后对准指尖直刺，深入1～2分，重度提插捻转数次，摇大针孔迅速出针，对指尖稍作挤压令出血少许，然后以酒精棉球拭去。如法轮番针刺双手5指，直至惊厥停止。

　　【来源】欧阳作理.针刺十宣穴治疗小儿高热惊厥.中国中医急症，2001，2：80.

◉ 治法（二）

　　【取穴】水沟：在面部，人中沟的上1/3与中1/3交点处。

　　【穴性分析】本穴归于督脉，督脉入属于脑，故本穴可调节神志，具有清热开窍、回阳救逆、苏厥安神之功，为急救要穴，主治昏迷、晕厥、急慢惊风等症。

　　【操作】局部皮肤常规消毒，用三棱针

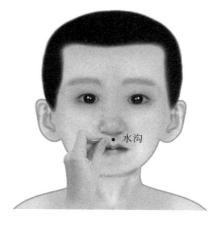

水沟

由下向上与皮肤呈30°角，斜刺0.3～0.5寸，快速强刺激5～10次，出血量1毫升左右为度，至患儿牙关松动，长喘一口气，全身肌肉松弛，抽搐停止，立即出针。

【来源】谢宝惠，陈幼琼.水沟穴刺络疗法治疗小儿惊厥38例临床观察.2011中国针灸学会年会，2011：1830-1831.

第七节 百日咳

本病是儿童常见的一种呼吸道传染病，由百日咳嗜血杆菌引起喉、气管和支气管的卡他性炎症，以阵发性痉挛性咳嗽和咳嗽终止时出现鸡鸣样吸气吼声为特征。本病可持续数周至3个月左右，故称"百日咳"。中医称"顿咳""鸬鹚咳"等。本病一年四季均可发生，尤以冬春为多，以5岁以下小儿最为常见。属中医学"顿咳"范畴。

◎ 治法（一）

【取穴】十宣：在手指，十指尖端，距指甲游离缘0.1寸。

【穴性分析】本穴为经外奇穴，位于十指尖端，近于经井穴，具有清热解毒、消肿止痛之功，是治疗咽喉肿痛的常用配穴。

【操作】在无菌操作下，双侧十宣毫针点刺（速刺法）出血，进针0.5～1分，挤压针眼放少许血即可。每天治疗1次，连续4次为1个疗程。

【来源】侯林，庞桂香，侯冠英.十宣点刺出血为主治疗百日咳208例.新中医，1999，10：30.

◎ 治法（二）

【取穴】四缝：在第2～5指掌侧，近端指关节的中央，一侧4穴。

【穴性分析】本穴为经外奇穴，具有祛痰止咳、宣肺平喘之功，用以治疗百日咳、咳嗽气喘等。

【操作】在常规消毒下用三棱针疾速点刺后挤出少许澄明黄色液体或血液，并以消毒干棉球拭去即可。一次未效者，次日继针2次。

【来源】孙福生，刘大坤，孙亚莲.三棱针点刺四缝穴治疗百日咳116例.陕西中医函授，1989，5：25.

◎ **治法（三）**

　　【取穴】肺俞：当第3胸椎棘突下，后正中线旁开1.5寸。

　　【穴性分析】本穴归于足太阳膀胱经，为肺的背俞穴，是肺脏经气输注于背部之处，近肺脏，可调节肺气，具有宣肺平喘、化痰止咳、补益肺气之功，主治咳嗽、气喘等。

　　【操作】常规消毒后，用三棱针点刺出血，并挤出少许澄明黄色液体或血液，再用消毒干棉球拭去即可。1次未效者，次日继针1次。

◎ **治法（四）**

　　【取穴】尺泽：在肘横纹中，肱二头肌肌腱桡侧缘凹陷处。

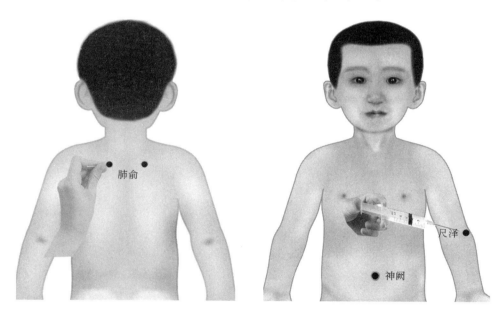

　　快速取穴法：手掌向上，肘部微弯曲，触及肘弯里大筋（肱二头肌肌腱）的桡侧（外侧），与肘横纹的交点即是。

　　【穴性分析】本穴为手太阴肺经穴，是肺经脉气所入之处，具有清降肺气、止咳平喘之功，主治咳嗽、气喘、胸部胀满等。

　　【操作】助手将患儿手臂伸直，帮助固定其肘关节，用5毫升注射器抽取链霉素0.5克（用5毫升注射用水稀释），套上5号注射针头，快速刺入穴位1～1.5厘米，若回抽无血时，即缓慢注入药液（1岁以内患儿每侧穴位0.5毫升，1岁以上患儿每侧穴位1毫升），每次均注射双侧穴位。每日1次，5次为一个疗程。

【来源】[1] 陈英炎.福建中医，1965，5：35.

[2] 羊金山.江苏中医杂志，1981，2：64.

[3] 江庆奎.赤脚医生杂志，1975，3：51.

⦿ 治法（五）

【取穴】曲池：在肘横纹外侧端，屈肘，当尺
泽穴与肱骨外上髁连线的中点。

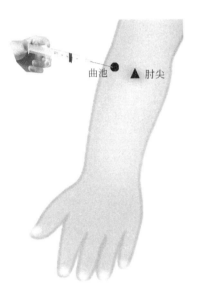

曲池　▲ 肘尖

快速取穴法：（1）仰掌屈肘成45°角，肘关
节桡侧，肘横纹头即是。

（2）仰掌，微屈肘，尺泽穴与肘关节桡侧的高
骨（肱骨外上髁）的中点即是。

【穴性分析】本穴归于手阳明大肠经，大肠经
与肺经相表里，肺主皮毛，故本穴有疏散风热、
清心化痰之功，主治咽肿痛等。

【操作】先给患儿做链霉素过敏试验，阴性者
可在常规消毒一侧穴位后，取5毫升注射器套上6
号普通注射针头，快速直刺入1～1.5寸，若回抽
无血时，则缓慢注入链霉素，其药量为常规治疗
量的1/4至全量不等（依患儿具体病情而定）。每日1次，疗效显著。

【来源】白羽翎，等.针灸临床杂志，1993，2（3）：74.

第八节　小儿呕吐

呕吐是小儿时期常见的临床症状，指胃内容物或一部分小肠内容物通过食
管、口腔排出体外的现象。恶心、呕吐均是复杂的反射动作，可将有害物质从胃
排出而起保护作用，但持久而剧烈的呕吐可引起机体水电解质紊乱。呕吐可见于
多种疾病，如急慢性胃炎、贲门痉挛、幽门痉挛、胃扩张、胰腺炎、胆囊炎、胃
神经官能症等。

⦿ 治法

【取穴】四缝：在第2～5指掌侧，近端指关节的中央，一侧四穴。

快速取穴法：伸手仰掌，手的第2～5指之第1、2指节相交处横纹中点即是。

【穴性分析】本穴位于耳尖部，为清热泻火要穴，具有清热解毒、泻火消肿、清头目、利咽喉、通络止痛之功，主治目赤肿痛、麦粒肿、目翳、咽喉肿痛、偏正头痛等。

【操作】患儿取坐位或仰卧位，消毒穴位局部皮肤后，医者用细三棱针速刺四缝穴（有指纹者，指纹是指四缝穴处显现的血管，一般是指纹越多则病情越重，指纹较少则病情亦较轻），然后快速出针，可见有少许黄色黏液或血液随针而出。可根据穴位处指纹的粗细、多少，每次刺1条或多条。用本法治疗吐泻，多获良效，一般连续1～2次即愈。

【来源】［1］韩学信.新疆中医，1986，4：54.

［2］谢新群.针灸临床杂志，1996，10：37.

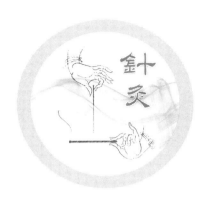

第七章
五官科、口腔科疾病

第一节　麦粒肿

麦粒肿俗称"针眼"，多由睫毛毛囊皮脂腺和睑板腺的化脓性炎症所致，以先微痒微肿，继则焮赤作痛，充血水肿，形成硬结，甚则化脓出头为主要表现。祖国医学认为多由蕴积热毒或风热相搏，上攻于目所致。

◉ 治法（一）

【取穴】耳尖：将耳轮向耳屏对折时，耳轮上面的尖端处。

【穴性分析】本穴位于耳尖部，为清热泻火要穴，具有清热解毒、泻火消肿、清头目、利咽喉、通络止痛之功，主治目赤肿痛、麦粒肿、目翳、咽喉肿痛、偏正头痛等。

【操作】取病侧耳尖穴，两眼患病取双侧；先用碘伏消毒该处后，右手持三棱针或7号注射针头，将针尖对准耳尖穴，急速刺入约2毫米深，迅速出针，

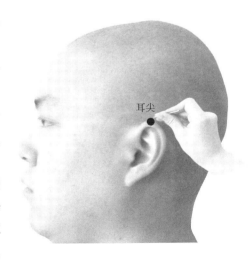

出针后用手指挤压，使出血3～5滴，用消毒棉球拭去血液，按压针孔。一般点刺放血1次，重者可在次日或3日重复1次。

【来源】李小兰.三菱针耳尖放血加热敷治疗急性麦粒肿的研究.中国医药科学，2011，20：95.

⊙ 治法（二）

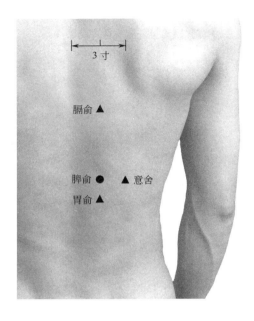

【取穴】脾俞：在脊柱区，第11胸椎棘突下，后正中线旁开1.5寸。

【穴性分析】《内经》中"脾主肌肉"，"五轮"学说中眼睑属"肉轮"，故本穴可活血通络，消肿止痛，疏泄阳邪火毒，清利湿热。

【操作】局部行常规消毒后，选用长为5毫米的皮内针，快速按入脾俞穴后，用1厘米×1厘米胶布将环形针柄固定，留置24小时，隔日一次。一般1～2次即可治愈。

【来源】苗金娣，杨永红，张会芳.脾俞穴埋皮内针治疗麦粒肿44例疗效观察.黑龙江医药科学，2002,4：118.

⊙ 治法（三）

【取穴】三阴交：在小腿内侧，当足内踝上3寸，胫骨内侧缘后方。

快速取穴法：正坐或仰卧，以手四指并拢，小指下边缘紧靠内踝尖上，食指上缘所在水平线在胫骨后缘的交点即是。

【穴性分析】本穴为足少阴、太阴、厥阴之会，一穴可治三经之病。按五轮学说，眼睑属肉轮。本穴能健脾化湿，清利湿热，对肉轮之疾有卓效。

【操作】患者取坐位或仰卧位，常规消毒患侧穴位皮肤，进针刺入1.5～2寸，得气后给予强刺激，不留针；可配合毛刺眼眶周围一圈，反复2～3次。每天1次，连续3～4天。

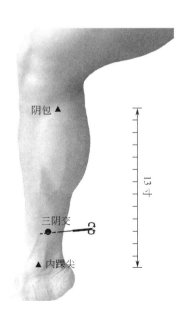

【来源】张嘉福.中国针灸，1985，3：45.

◎ 治法（四）

【取穴】大杼：在背部，当第1胸椎
棘突下，旁开1.5寸。

快速取穴法：低头，颈背部交界处
椎骨有一高突并能随颈部左右摆动而转
动者即是第7颈椎，其下为大椎穴。由
大椎穴再向下推一个椎骨，该椎骨之下
旁开后正中线两横指处即是。

【穴性分析】太阳主表，本穴归于
足太阳膀胱经，为足太阳、手太阳交会
穴，具有疏散风热、解表散邪之功，适
于麦粒肿初起风热表证的配穴。

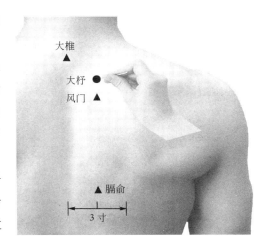

【操作】患者取正坐位，充分暴露双侧穴位，酒精常规消毒局部皮肤后，用
26 ～ 30号0.5 ～ 1寸毫针，针尖垂直向下快速刺入穴位，进针0.4 ～ 0.6寸深，
出针放血3 ～ 5毫升，一般不留针。每日1次。

【来源】张连城.北京中医杂志，1988，3：41.

◎ 治法（五）

【取穴】后溪：在手掌尺侧，微握拳，当小指本节（第5掌指关节）后的远侧
掌横纹头赤白肉际。

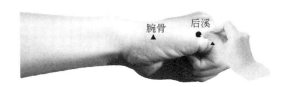

快速取穴法：（1）仰掌，握拳，第5掌指关节后，有一皮肤皱襞，其尖端即是。

（2）仰掌，半握拳，手掌第2横纹尺侧端即是。

（3）仰掌，半握拳，手掌尺侧，小指掌指关节后，即第5掌骨头后缘凹陷处，
其手掌面、背面交界线（即赤白肉际）即是。

【穴性分析】本穴为手太阳小肠经输穴，太阳主外主表，有疏散风热，清热

消肿之功，适用于麦粒肿脓未成时。

【操作】（1）艾灸法。患者取坐位或仰卧位，取艾绒搓成圆锥头、大如麦粒的艾炷，放置于健侧穴位，然后点燃其顶端，待患者感到局部皮肤有灼痛时，即更换艾炷再灸，以皮肤充血起红晕为度。每日1次。轻者1次治愈，重者2次即可根治。

（2）针刺法。患者取坐位或仰卧位，微握空拳，常规消毒双侧穴位皮肤，用28～30号0.5寸毫针，快速直刺入0.5寸左右，得气后给予强刺激5～6次，出针时可挤出1滴血液。每日1次，效果明显。

【来源】［1］吕景山，等.单穴治病选萃.北京：人民卫生出版社，1993.

［2］蔡求伊.针灸临床杂志，1996，7-8：85.

［3］陶十香.江西中医药，1997，3：44.

◉ 治法（六）

【取穴】攒竹：在面部，当眉头陷中，眶上切迹处。

快速取穴法：患者皱起眉毛时，眉头内侧端隆起处即是。

【穴性分析】本穴位于足太阳膀胱经，居眉毛内侧端，具有清热明目之功，是治疗目疾的要穴，主治目赤肿痛、迎风流泪、近视、目视不明等。

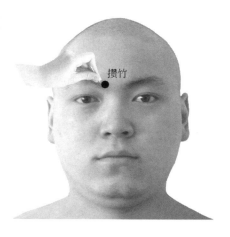

【操作】患者仰卧位，消毒攒竹穴处皮肤，医者用细三棱针快速点刺数次后，令其血自出，然后用酒精棉球或纱布吸收、擦净。若皮肤薄者，三棱针点刺穴位后，医者应用双手指挤压穴周，再持棉球吸收血液，每次放血1～4毫升，每日1次。

【来源】吕景山，等.单穴治病选萃.北京：人民卫生出版社，1993.

◉ 治法（七）

【取穴】少泽：在手小指末节尺侧，距指甲角0.1寸（指寸）处。

快速取穴法：掌心向下，伸直小指，沿手小指指甲基底部和尺侧缘各作一直线，两线的相交处即是。

【穴性分析】本穴归于手太阳小肠经，可泻手太阳之热，具有疏风泻热、利咽消肿、清头目、利耳窍的作用，主治咽喉肿痛、目翳、头痛、耳鸣、耳聋。

【操作】患者取仰卧位或坐位，常规消毒穴位皮肤后，医者先用双手拇指在穴周用力挤压，然后消毒细三棱针快速点刺数次，挤出血液3～4滴，用于棉球压迫止血即可。每日1次，3次为一个疗程。

【来源】霍风和.中国针灸，1999，1：38.

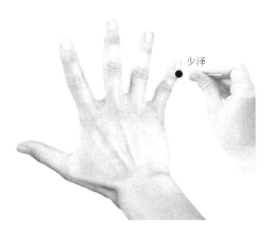

第二节 结膜炎

结膜炎俗称"红眼病"，是眼科常见病之一，是结膜被细菌感染所致，祖国医学称"暴发火眼""天行赤眼"，是感受风热毒邪所致。本病发病急骤，易于传染，春秋两季为好发季节，主要表现为：球结膜充血，水肿，眼睛红肿，分泌物多，灼热，畏光等。

◎ 治法（一）

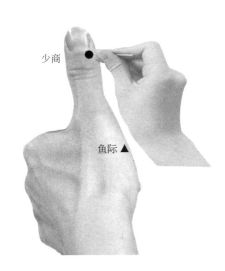

【取穴】少商：在手指，拇指末节桡侧，指甲根角侧上方0.1寸（指寸）。

【穴性分析】本穴属于手太阴肺经，内可清泄肺热，外可宣散风热，为清热解毒之要穴，主治咽喉肿痛、鼻衄、目痛等。

【操作】局部皮肤常规消毒后，用三棱针快速刺入少商（约皮下0.2厘米），然后拔针，见局部出血为佳。每日针刺放血1次，一般1～2次即可治愈。

【来源】黄继良.三棱针放血疗法治疗急性结膜炎360例.中国针灸，2007，S1：98.

⊙ 治法（二）

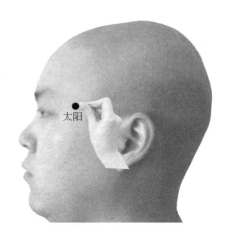

【取穴】太阳：在颞部，当眉梢与目外眦之间，向后约一横指的凹陷中取穴。

【穴性分析】本穴为经外奇穴，居目后外凹陷中，有疏散少阳风热、清肝明目之功，用以治疗目赤痛、目眩等。

【操作】按常规消毒，用三棱针准确迅速点刺太阳穴0.3厘米深，放血1～2滴。术毕用消毒棉球擦净血迹。连续治疗3天，每日1次。

【来源】蔡鸿鸿，任守珍.三棱针点刺治疗急性结膜炎40例.中国针灸，1995，S1：31-32.

⊙ 治法（三）

【取穴】印堂：在额部，当两眉头之中间。

快速取穴法：两眉头连线的中点，正对着鼻尖处即是。

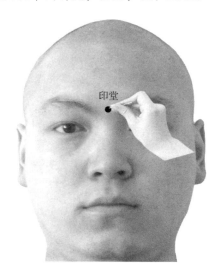

【穴性分析】本穴位于督脉，居头部眉间，具有疏散风热、散邪解表、清头目、宣鼻窍之功，主治头痛、头晕、鼻渊、鼻衄、目赤肿痛、三叉神经痛等。

【操作】患者取坐位或仰卧位，印堂穴局部皮肤严格消毒后，医者左手拇、食指将穴周的皮肤捏起，右手持细三棱针，快速点刺穴位数次（深度约0.1寸），然后双手拇、食指轻轻用力挤压，令其出血3～5滴，再以酒精棉球擦去并按压针孔片刻。每天1次，3次为限，疗效显著。

【来源】孙法轩.中国针灸，1992，5：25.

⊙ 治法（四）

【取穴】鱼腰：在额部，瞳孔直上，眉毛中点。

快速取穴法：眼睛正视，眉毛的正中央即是。

【穴性分析】本穴为经外奇穴，居目上眉毛中点，具有疏散风热、清肝明目、通络止痛之功，主治目赤肿痛、目翳、眶上神经痛等。《奇穴良方》：鱼腰二穴，在眉中间，是穴治眼生垂帘翳膜，针入一分，沿皮向两旁是也。

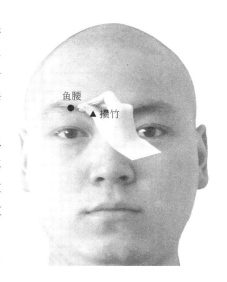

【操作】患者仰卧位或正坐位，常规消毒患侧穴位的皮肤后，医者以左手拇食二指固定其穴位，右手持干净的细三棱针，快速点刺穴位数下，然后双手轻用力挤压穴周，令其流出数滴血液即可。每日1次，一般1～3次即愈。

【来源】刘康平.浙江中医杂志，1987，7：308.

第三节　近视眼

近视眼是眼科最常见病，多因在弱光线下学习、工作用眼过度，学习姿势不良等引起。主要表现为视远处模糊不清。

◉ 治法（一）

【取穴】睛明：在面部，目内眦内上方眶内侧壁凹陷中。

【穴性分析】本穴位居目内眦，归足太阳膀胱经，为手足太阳、足阳明之会，具有疏散风热、清肝明目、消肿止痛之功，是治疗目疾要穴，主治目赤肿痛、迎风流泪、内眦痒痛、胬肉攀睛、目翳、目视不明、近视、夜盲、色盲等。《玉龙歌》：两睛红肿痛难熬，怕日羞明心自焦，只刺睛明鱼尾穴，太阳出血自然消。本穴有双向调节作用，不但适于实证为患，对于肝肾不足所致目疾，亦可配伍运用。

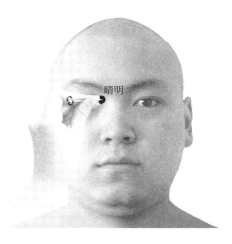

【操作】以0.3毫米×40毫米无菌针灸针，针刺患侧睛明穴，针尖向对侧眼内角方

向进针25～35毫米，行捻转提插补法3分钟，直至针感达到眼眶周围。每次针刺15分钟左右，每日一次，7日为1个疗程。

【来源】毕宏生，解孝锋，郭俊国.针刺睛明穴为主治疗青少年近视，第十届全国中西医结合眼科学术会议暨第五届海峡眼科学术交流会，2011：224-225.

⊙ 治法（二）

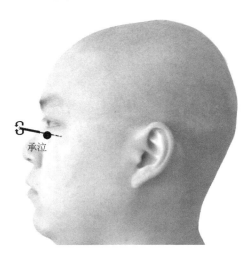

承泣

【取穴】承泣：在面部，瞳孔直下，当眼球与眶下缘之间。

【穴性分析】本穴位居目下，归足阳明胃经，为阳跷、任脉、足阳明之会，具有散风泻火、通腑泻热、清肝明目之功，主治目赤肿痛、迎风流泪、夜盲等，是治疗目疾之要穴。

【操作】患者闭目，放松眼睑肌肉，医者压手将患者眼球轻轻推向一侧，刺手将毫针轻巧快速透皮，然后缓慢匀速刺入0.8～1寸，针感以患者有眼球发胀感为度。进针时若有阻力可稍改变方向再进针，禁止用猛力提插捻转，出针时用消毒棉球按压针旁，轻压皮肤不使皮肤因提针而随起，然后轻提出针，用棉球按压针孔1～2分钟，防止出血。

【来源】蒋松鹤，叶天申.电针深刺睛明、承泣治疗青少年近视.中西医结合眼科杂志，1996，2：94-95.

⊙ 治法（三）

【取穴】劳宫：在掌区，横平第3掌指关节近端，第2、3掌骨之间偏于第3掌骨。

【穴性分析】本穴为手厥阴心包经本经穴，心主血脉，故本穴可加强气血流通，缓解血失濡养之目疾。

【操作】患者采用站位、坐位均可，

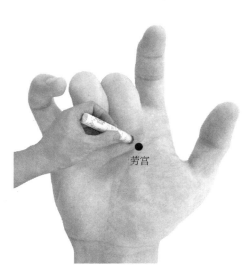

劳宫

艾灸劳宫穴7～10分钟，至皮肤发红。5～7天为一疗程，间隔3～5天可开始第2疗程。

【来源】李爱琴.艾灸劳宫穴治疗近视疗效观察.中级医刊，1992，12：47-48.

◉ 治法（四）

【取穴】球后：在面部，当眶下缘外1/4与内3/4交界处。

快速取穴法：正坐仰靠位，闭目，先摸及眼眶下缘，将其眼内、外眦之间的弧线分成4等分，在眼眶下缘的外1/4折点处即是。

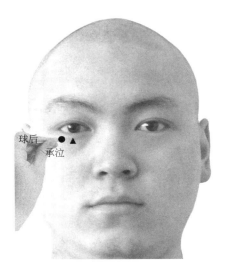

【穴性分析】本穴为经外奇穴，居眼球外下，刺入后，针尖可达眼球后，可调眼部经气，且有双向调节作用，具有清肝明目、祛风清热、滋补肝肾、活血通络之功，是治疗目疾的经验穴，主治视神经炎、视神经萎缩、青光眼、早期白内障、近视等。

【操作】患者仰卧位，局部皮肤常规消毒后，令患者眼睛向上看，医者左手将眼球扒向上并固定，右手持28～30号2寸毫针，对准穴位快速进针，然后针尖略向上方，朝视神经孔的方向刺入（若进针到0.5～0.6寸受阻时，可将毫针轻轻提起，稍微改变方向再进针），当患者整个眼球有胀感和触电感时，应立即停止进针，不宜施行提插捻转手法。若是敏感度高或有晕针现象者，一般不必留针；中度敏感者或病情较重者，可留针30分钟；敏感度迟缓而视力极度下降者，可用"虎头摆尾"手法（即轻弹针柄），以加强刺激。出针时要缓慢，退出毫针后应轻压针孔片刻，以免眼内出血。每天1次，12次为一个疗程，间隔3天再进行第2疗程。

【来源】赵庭富.广西中医药，1981，3：64.

第四节　慢性鼻窦炎

慢性鼻窦炎多由急性鼻窦炎屡发不已所致。祖国医学称为"鼻渊"，因风寒犯肺，肺失清肃，肺热或肝胆火旺，移热而成，以鼻塞头痛，脓涕而不闻香臭为主要症状。每因感冒等复发、流黄涕腥臭为特征。

【取穴】迎香：位于鼻翼外缘中点旁，当鼻唇沟中。

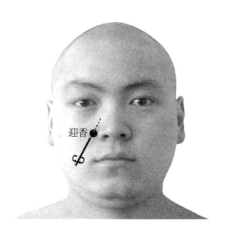

【穴性分析】本穴位于手阳明大肠经，居鼻旁，有疏散风热、宣通鼻塞、清利头面的作用，是治疗鼻疾的常用穴。《针灸大成》载：本穴治鼻塞不闻香臭、鼻衄不止。

【操作】局部常规消毒后，用3寸毫针，刺入1～1.5寸。先从迎香穴进针，进针抵0.2～0.5寸深时，再以30°斜刺到下鼻甲前上端，每日针刺1次，每次留针40分钟，不需用补泻手法。3～5次为1疗程，疗程间隔1周。

【来源】蒋松鹤，叶天申.针刺迎香治疗慢性鼻窦炎.中西医结合眼科杂志，1996，2：94-95.

第五节　鼻　衄

鼻衄是指鼻中出血而言，多由火热迫血妄行所致，以肺热、胃热、肝火为多见，少数病人由正气亏虚、血失统摄所致。

◎ 治法（一）

【取穴】列缺：在前臂桡侧缘，桡骨茎突上方，腕横纹上1.5寸，当肱桡肌与拇长屈肌肌腱之间。

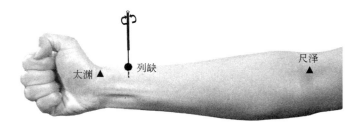

【穴性分析】本穴归于手太阴肺经，为八脉交会穴之一，通于任脉，具有宣肺利气，清热散风之功，可清鼻衄之风热。

【操作】局部常规消毒后，速刺一侧列缺穴，向上斜刺1.5寸，行捻转补泻，得气后，行平补平泻手法，2分钟鼻衄渐止。

【来源】黄继良.三棱针放血疗法治疗鼻衄60例.中国针灸，2007，S1：98.

⊙ 治法（二）

【取穴】孔最：在前臂掌面桡侧，当尺泽与太渊连线上，腕横纹上7寸。

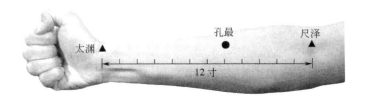

【穴性分析】本穴为手太阴肺经郄穴，具有清热凉血之功，善治血症，主治咯血、衄血等出血疾患。本穴有双向调节作用，对于因虚所致的出血，也可配伍运用。

【操作】用拇指在孔最穴周围绕穴按压，找到有明显压痛、酸胀或麻木处，用毫针垂直或向上斜刺1～1.5寸，运用快速提插捻转，中强刺激，以病人前臂有明显的酸胀感，能够耐受为度，每3～5分钟行针1次，留针半小时。一般取单侧，重症者取双侧。

【来源】谢宝惠，陈幼琼.孔最穴刺络疗法治疗鼻出血38例临床观察.2011中国针灸学会年会，2011：1830-1831.

⊙ 治法（三）

【取穴】上星：在头部，当发际正中直上1寸。

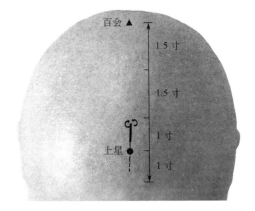

【穴性分析】本穴归于督脉，居上属阳，有向上、向外发散之性，具有疏散风热、清头目、开鼻窍、散风消肿之功，主治头痛、眩晕、目赤肿痛、迎风流泪、面肿、鼻渊、鼻衄、鼻痛等。对于其他原因所致头面诸疾，本穴亦多配伍运用。

【操作】患者取正坐仰靠位，前发际上1寸，发际不明显者，印堂直上4寸，用1.5～2寸毫针垂直刺入，捻转行针1～2分钟，局部产生针感，卧针，针尖斜向鼻尖，继续捻转使针感循经向鼻尖传导，其衄自止。

【来源】李英.针刺上星治疗鼻衄33例临床研究,新疆中医药,2006,1：41.

⊙ 治法（四）

【取穴】行间：在足背侧,当第1、2趾间,趾蹼缘的后方赤白肉际处。

快速取穴法：足背内侧,第1、2两趾之间连接处的缝纹头即是。

【穴性分析】肝气太旺,则克土刑金,本穴为肝经荥火穴,能清鼻衄之肝火,又可宣肺。

【操作】左鼻出血,则针刺右侧穴位；右鼻出血,则针刺左侧穴位；双鼻出血,则针刺双侧穴位。患者取坐位或仰卧位,常规消毒穴位皮肤后,用1.5寸毫针快速刺入穴位,深约1寸左右,得气后予强刺激,施行泻法,留针3～5分钟,多数病人均能1次而治愈。

【来源】王秀英.中国针灸,1984,6：5.

⊙ 治法（五）

【取穴】太冲：在足背侧,当第1跖骨的后方凹陷处。

快速取穴法：足背,由第1、2趾间缝纹头向足背上推,至其两骨联合前缘凹陷中（约缝纹头上二横指）处即是。

【穴性分析】本穴位于足厥阴肝经,是常用的疏肝、清泻肝胆实火的穴位,可用于肝胆火盛证的鼻衄。

【操作】患者取仰卧位,常规消毒双侧穴位皮肤,用28～30号1.5寸毫针,快速直刺入穴位皮下,进针1～1.2寸,运针得气后,施以提

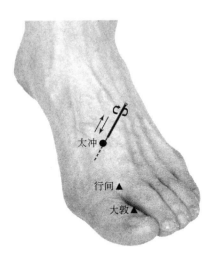

插捻转手法之泻法,持续行针约5分钟,留针20分钟,隔5分钟行针1次。运用本法治疗多例,一般5～10分钟即可使鼻衄者血止。

【来源】张振邦.新中医,1986,4：12.

⊙ 治法（六）

【取穴】少商：在手拇指末节桡侧,距指甲角0.1寸处（指寸）。

快速取穴法：仰掌，微握拳，拇指上翘，其内侧（桡侧）沿拇指甲基底部和桡侧缘各作一直线，两线相交处即是。

【穴性分析】本穴为手太阴肺经井穴，内可清泻肺热，外可宣散风热，清热解毒，主治咽喉肿痛、鼻衄、目痛等。

【操作】（1）针刺法。患者坐位，常规消毒患侧穴位皮肤后，嘱患者平视前方，以同一频率反复行"吸气—屏气—咳嗽"的活动，在患者将要咳嗽的瞬间，医者持针与指甲边缘平行或与甲面成30°角，突然刺入穴位0.1～0.2寸，不留针。本法的取效关键在于进针手法，垂直点刺或吸气进针均无效。

（2）指压法。患者取坐位，医者站其前面，右手拇指按压患侧穴位，并用食、中指在掌侧相对用力紧捏（拿），以患者有明显的酸、麻、胀感并向上肢传导为度，每次持续操作1～2分钟。大多数患者经如此治疗均能获效，若仍然出血者，可于5分钟后再依法施术1次，以2次为限。

（3）放血法。患者坐位，先从其上臂内侧往下循经推按，使局部充血，常规消毒局部皮肤后，用三棱针或其他针具（如毫针或注射针头），快速刺入穴位约0.1寸，出针后立即挤压穴位两旁，一压一放，挤出3～4滴血即可。一般治疗1～2次即效。

（4）火柴灸法。患者坐位，单侧鼻孔流血者取患侧穴位，两鼻孔同时流血者取双侧穴位，取一支火柴在磷片上划燃后，对准穴位迅速点灸，要求操作手法宜轻，瞬间离穴，听到"啪"的响声即可，灸后局部可有米粒大小瘢痕（一般无须特殊处理）。如止血后又复流，在原处烧之仍然有效。每日1次。

【来源】［1］吕景山，等.单穴治病选萃.北京：人民卫生出版社，1993.

［2］徐良.针灸学报，1989，4：41.

［3］肖继芳.针灸临床杂志，1993，2：67.

［4］王树鹏.黑龙江中医药，1978，2：22-23.

［5］王玉顺，等.浙江中医杂志，1990，8：375.

◎ 治法（七）

【取穴】尺泽：在肘横纹中，肱二头肌肌腱桡侧缘凹陷处。

快速取穴法：手掌向上，肘部微弯曲，触及肘弯里大筋（肱二头肌肌腱）的桡侧（外侧），与肘横纹的交点即是。

【穴性分析】本穴为手太阴肺经合水穴，根据"实则泻其子"的原则，针刺此穴可泻本脏之热，故有泻肺热、滋肺阴、凉血止血之功。

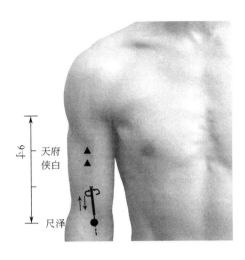

【操作】患者取仰卧位，常规消毒左侧穴位及其周围皮肤，用28～30号1.5寸毫针，在尺泽穴的上方2～3分处，快速将毫针刺入，针尖斜向下方透刺，直至透过穴位下方2～3分处，待局部产生酸、麻、胀等得气感觉时，施行强刺激泻法，不断捻动毫针3～5分钟，直至鼻衄停止，然后留针30～60分钟。如遇少数患者，在留针时鼻血尚未完全停止，则可适当再用泻法，持续捻动毫针，总以鼻衄完全停止为准。

第六节　急性咽炎

急性咽炎是由细菌、病毒感染后所致。秋末冬春季多发，儿童多见，多数病儿发病非常急促，突然呼吸困难，有喉鸣音，面色口唇发紫，烦躁不安，并有喉痛、声音嘶哑、发热等症状。

◎ 治法（一）

【取穴】大椎：在后正中线上，第7颈椎棘突下凹陷中。

【穴性分析】本穴位颈部居上属阳，有向上向外之性，能散寒解表，疏风散热，主治外邪侵袭肌表所致表证，且本穴为手足三阳、督脉之会，能散阳邪，解里热，具有清热泻火、解毒祛暑之功，急性咽炎属上焦热证，可用之。

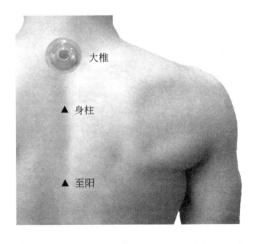

【操作】快速进针2～3毫米，不留针，取不易传热的如橘皮、大豆片等，置于大椎部位，上面放一小酒精棉球，点燃后将火罐扣上，留罐10～15分钟，反复做2次。

【来源】李建伟.针刺治疗急性咽炎23例临床研究［J］.中国中医急症，2012，19（7）：1111.

◎ 治法（二）

【取穴】少商：在手拇指末节桡侧，距指甲角0.1寸处（指寸）。

快速取穴法：仰掌，微握拳，拇指上翘，其内侧（桡侧）沿拇指甲基底部和桡侧缘各作一直线，两线相交处即是。

【穴性分析】本穴属于手太阴肺经，内可清泄肺热，外可宣散风热，有清热解毒、利咽消肿之功，为治疗咽喉肿痛之要穴，主治咽喉肿痛、鼻衄、目痛等。

【操作】患者取坐位或仰卧位，常规消毒局部皮肤后，用28～30号0.5寸毫针，快速直刺入穴位0.2～0.3寸，施行捻转泻法约1分钟，留针15～20分钟。直至患者疼痛明显减轻或消失，吞咽困难亦明显减轻时，可将针退出，并放血3～5滴，用干棉球擦净。每日1次。

【来源】［1］吕景山，等.单穴治病选萃.北京：人民卫生出版社，1993.

［2］王艳华，等.针灸临床杂志，2000，11：37-38.

［3］张军，等.针灸临床杂志，2000，12：29.

第七节　慢性咽炎

慢性咽炎是咽黏膜的一种慢性炎性病变，多由急性咽炎未愈，反复发作，转为慢性，或因长期嗜好烟酒，刺激性气体、粉尘等慢性刺激所致。主要表现为咽干、咽部不适并有异物感，局部充血、疼痛等。

◎ 治法（一）

【取穴】天突：在颈部，当前正中线上，胸骨上窝中央。

【穴性分析】本穴位于任脉，居上胸部，有宣肺理气、止咳平喘、清泻肺热之功，近喉咙，故可利咽开音、消肿止痛，是治疗咽喉疾病之要穴。

【操作】用葛根注射液2毫

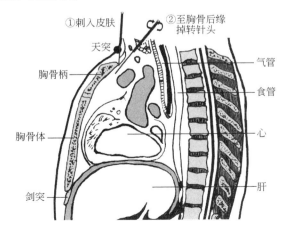

升，吸入2毫升注射器内，配上5号针头，病人取仰靠位，头向后仰，取天突穴，沿胸骨后缘缓慢刺入0.5 ~ 0.7寸深，有胀感后，缓缓推入药液。

【来源】胡幼平，钟兰，李刚.针刺天突治疗慢性咽炎.针灸学报，2008，3：27-29.

◉ 治法（二）

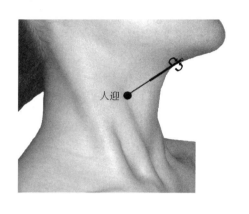

【取穴】人迎：在颈部、结喉旁，当胸锁乳突肌的前缘，颈总动脉搏动处。

【穴性分析】本穴位于足阳明胃经，居颈部，有清泄胃火、利咽消肿、解郁祛痰、软坚散结之功，主治咽喉肿痛、瘰疬、瘿瘤等。

【操作】患者仰卧，用1寸毫针，从人迎穴沿皮向喉结方向刺入，不捻转不提插，接电麻仪，连续波，电流大小以局部皮肤有节律的跳动，病人无不适为度，留针20分钟，每日1次。

【来源】章华东.针刺人迎穴治疗慢性咽炎87例效果观察［J］.沈阳部队医药，2007，20（3）：183.

◉ 治法（三）

【取穴】涌泉：在足底部，蜷足时足前部凹陷处，约当足底2、3趾趾缝纹头端与足跟连线的前1/3与后2/3的交点上。

快速取穴法：仰卧，五趾跖屈，再屈足掌，于足跖心前部正中凹陷处即是。

【穴性分析】本穴位于足少阴肾经，具有滋肾阴、降虚火、利咽喉之功，主治目眩、头痛、眼花、咽喉痛、舌干、失音等。

【操作】患者取仰卧位，先常规针刺双侧合谷穴，得气后留针，以起针麻作用。然后消毒一侧穴位皮肤，用2毫升注射器套5 ~ 6

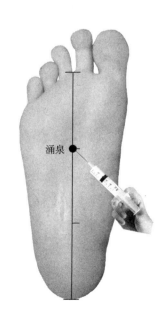

号针头，抽取复方丹参注射液1毫升，快速垂直刺入涌泉穴0.5～0.8寸深，待出现针感时，回抽若无血，则缓慢地注入药液，出针后用酒精棉球按压针孔片刻。每5天注射1次，两侧穴位交替使用，3次为一个疗程。

【来源】张兴友，等.新中医，1995，5：29.

── **第八节　急性扁桃体炎** ──

急性扁桃体炎是扁桃体的急性炎症，主要由细菌感染引起。祖国医学称为"乳蛾"，认为由风热时毒侵袭，加之火热夹痰所致，以畏寒、高热、咽部疼痛、扁桃体红肿增大为主要表现，甚者化脓、跳痛等，久治不愈，反复发作，亦可转为慢性扁桃体炎。

◎ 治法（一）

【取穴】少商：在手拇指末节桡侧，距指甲角0.1寸。

【穴性分析】本穴属于手太阴肺经，内可清泄肺热，外可宣散风热，有清热解毒、利咽消肿之功，为治疗咽喉肿痛之要穴，主治咽喉肿痛、鼻衄、目痛等。

【操作】青霉素皮试阴性后，即用青霉素皮试液0.2毫升，于两侧少商穴用皮内注射针头，垂直刺入2～2.5毫米，以有酸胀感为度，然后各推0.1毫升，每日2次，一般4～6次，即恢复正常，全身不适与咽痛消失。

◎ 治法（二）

【取穴】鱼际：在手指拇指本节后凹陷处，约当第一掌骨中点桡侧，赤白肉际处。

【穴性分析】本穴为手太阴肺经荥火穴，具有清泻肺热、消肿止痛、肃肺止咳、利咽开音之功，主治咳嗽、咽喉肿痛、失音等。对于虚证为患，本穴亦可配伍运用。

【操作】首先按摩双侧扁桃体穴

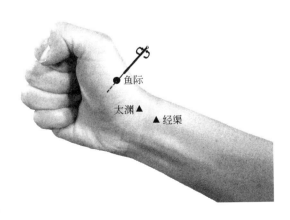

（在下颌角内下缘，颈动脉前方处）1 分钟，然后针双侧鱼际穴，用泻法。行捻转补泻，强刺激，留针 30 分钟，每 10 分钟捻转 1 次。每日 1 次，5 次为 1 个疗程。

【来源】梁万增.鱼际针刺治疗急性扁桃体炎 32 例.河北中医，2004，26（11）：860.

◎ 治法（三）

【取穴】孔最：在前臂掌面桡侧，当尺泽与太渊连线上，腕横纹上 7 寸。

快速取穴法：伸臂仰掌，先取掌后第一腕横纹及肘横纹之间的中点，由中点向上量一横指，平该点水平线，摸前臂外侧骨头的内缘（桡骨尺侧）即是。

【穴性分析】肺主皮毛肌表，本穴归于肺经，具有清肺泻热、化痰止咳、宣肺平喘、开音利咽之功，主治咳嗽、气喘、失音、咽喉肿痛等。

【操作】患者取坐位或仰卧位，常规消毒双侧孔最穴皮肤，医者用 28 ～ 30 号 1.5 寸毫针，针尖略向上快速斜刺入穴位，进针 1 寸左右，待局部产生酸、麻、胀等得气感觉后，拇指向后轻微缓慢捻转毫针 1 ～ 2 分钟，使针感尽量向上传导，直至患部疼痛明显减轻或消失，吞咽无痛感为止，留针 15 ～ 20 分钟。每日 1 次，轻者 1 ～ 2 天愈，重者 3 ～ 4 天即愈。

【来源】吕景山，等.单穴治病选萃.北京：人民卫生出版社，1993.

◎ 治法（四）

【取穴】足三里：在小腿前外侧，当犊鼻穴下三寸，距胫骨前缘一横指（中指）。

快速取穴法：（1）正坐屈膝成直角，由外膝眼（犊鼻）往下四横指，距胫骨约一横指（中指）处即是。

（2）站位，用同侧手张开，虎口围住髌骨上外缘，四指直指向下，中指尖的所指处即是。

（3）正坐屈膝，以本人之手按在膝盖上，食指抚着膝下胫骨，当中指尖着处即是。

（4）正坐屈膝，用手从膝盖正中往下摸取胫骨粗隆，在胫骨粗隆外下缘直下 1 寸处即是。

【穴性分析】本穴归胃经，疏通经络，调和气血，泻其肺胃之火，散其风热之邪，使肺胃之

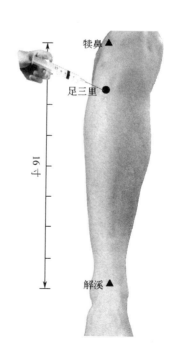

气得清，凝痰肿物消散。

【操作】患者取坐位或仰卧位，用5毫升注射器套上6～7号注射针头，抽适当的药液，穴位皮肤常规消毒，快速垂直刺入穴位，进针深0.6～1.2寸，得气后若回抽无血，可将药物缓慢注入，每穴注入药液的一半。每日1次，3次为一个疗程，多数患者不超过1个疗程即获痊愈。

【来源】［1］赵文彦.吉林中医药，1989，2：21.

［2］翟范.浙江中医学院学报，1978，1：22.

第九节　牙　痛

牙痛是口腔科最为常见的症状，其原因有牙齿本身、牙周组织、附近组织疾病引起的牵涉痛、三叉神经痛，全身疾病引起的牙痛等。

◉ 治法（一）

【取穴】合谷：在手背，第1、2掌骨间，当第2掌骨桡侧的中点处。

【穴性分析】本穴位于足阳明胃经，有疏风清热、消肿止痛之功，是治疗风热疾患的常用穴，主治咽喉肿痛，失音、鼻衄、瘾疹、目赤肿痛、牙痛等。

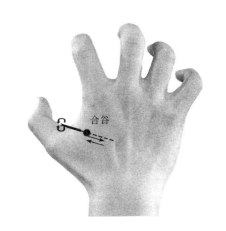

合谷

【操作】取对侧合谷，先捻转弱刺激2～3分钟，然后上下提插轻捣10分钟左右，再以强刺激大幅度捻转1分钟，如患者感到有强烈的酸、麻、胀感向上臂传导为佳，牙痛减轻者即可出针。

【来源】施曼华.针刺治疗牙痛12例疗效观察［J］.上海针灸杂志，2009.28（10）：595.

◉ 治法（二）

【取穴】三间：微握拳，在手食指本节后桡侧凹陷中。

【穴性分析】本穴为足阳明、少阳之交会穴，能疏散少阳风热、清泻阳明胃火，有清热开窍、通络止痛之功。主治齿痛、面痛、耳聋、耳鸣等。

【操作】穴位常规消毒，用1～1.5寸毫针垂直刺入，运用泻法，使针感沿手掌传向前臂、肩颈直至口周为宜。

【来源】李莹.针刺治疗牙痛.新疆中医药，2007，1：41.

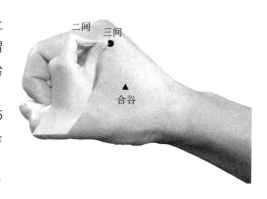

◎ 治法（三）

【取穴】昆仑：在足部外踝后方，当外踝尖与跟腱之间的凹陷处。

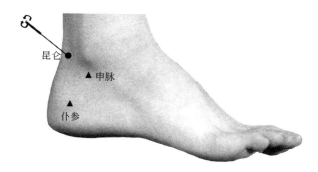

快速取穴法：正坐位垂足着地或俯卧位，经外踝尖作一水平线与跟腱外侧相交，则外踝尖与该交点的连线中点即是。

【穴性分析】本穴位于足太阳膀胱经，太阳主表，故本穴具有疏散风热之功，是治疗牙痛的经验用穴。

【操作】患者侧卧位，常规消毒患侧穴位皮肤后，用28～30号1寸不锈钢毫针，对准穴位迅速刺入皮下，针尖对着内踝前缘进针，深度0.3～0.5寸，待局部有酸、麻、胀等针感后，依据病情辨证虚实，采用"虚则补之，实则泻之"的手法施治，留针30分钟，每5分钟行针1次。一般经1次针治多可获效。

【来源】刘致一.中医杂志，1962，2：18.

◎ 治法（四）

【取穴】内庭：在足背，当2、3趾间，趾蹼缘后方赤白肉际处。

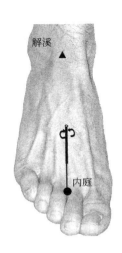

快速取穴法：仰卧或正坐，足背，第2、3趾趾缝纹端正中后上半横指，在第2、3跖趾关节前凹陷中即是。

【穴性分析】本穴为足阳明胃经荥穴，有清泻胃火、利咽消肿、通络止痛之功，主治齿痛、咽喉肿痛、鼻衄等。《马丹阳十二穴歌》：内庭次指外，本属足阳明。能治……瘾疹咽喉痛，数欠及牙疼。

【操作】患者取坐位或仰卧位，双侧穴位皮肤常规消毒后，用28～30号1寸毫针，徐徐捻转直刺入内庭穴，进针深0.5～0.8寸，待局部有酸、麻、胀感后，快速左右捻转毫针针柄，施以强刺激的捻转泻法，留针20～30分钟，隔5分钟行针1次。每日1～2次。

◎ 治法（五）

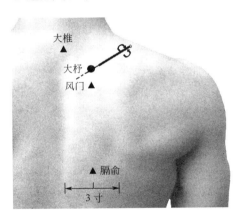

【取穴】大杼：在背部，当第1胸椎棘突下，旁开1.5寸。

快速取穴法：低头，颈背部交界处椎骨有一高突并能随颈部左右摆动而转动者即是第7颈椎，其下为大椎穴。由大椎穴再向下推一个椎骨，该椎骨之下旁开后正中线两横指处即是。

【穴性分析】太阳主表，本穴归于足太阳膀胱经，为足太阳、手太阳交会穴，具有疏散风热、解表散邪之功，可清牙痛之风热。

【操作】患者取正坐位，常规消毒双侧穴位皮肤，用28～30号1.5寸毫针，快速斜刺入穴位，进针1.2寸左右，待局部有酸、麻、胀等得气感后，施行强刺激泻法，留针20分钟出针。每日1次，一般1～3次即可获效。

◎ 治法（六）

【取穴】下关：在面部耳的前方，当颧弓与下颌切迹所形成的凹陷中。

快速取穴法：（1）闭口，以食指第一指指关节宽度，由耳屏向前一横指处即是。

（2）闭口，由耳屏向前摸有一高骨，其下面有一凹陷（若张口则该凹陷会闭合且突起），这一凹陷即是。

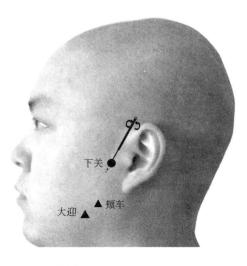

【穴性分析】本穴为足阳明、少阳之交会穴，能疏散少阳风热、清泻阳明胃火，有清热开窍、通络止痛之功。主治齿痛、面痛、耳聋、耳鸣等。

【操作】（1）针刺法。患者取坐位或仰卧位，常规消毒穴位局部皮肤后，医者取28～30号3寸毫针，右手持针先直刺入穴位0.2～0.3寸，然后再向地仓穴或牙根部斜刺，待患者局部产生酸、麻、胀感时，施行平补平泻之手法，然后留针30分钟左右。每日1次，一般针治1～2次即可获效。

（2）水针法。穴位局部皮肤常规消毒后，用2毫升注射器套上5号针头，抽取2%普鲁卡因2毫升，快速刺入穴位约1厘米左右，待病者局部有酸、麻、胀感时，若回抽无血，则缓慢将药液推注进去。术毕出针时，要注意用干棉球按揉穴位片刻。每日1次，多数病者常可1次治愈。或抽取2%利多卡因1毫升加地塞米松注射液5毫克（此为一个穴位的药量），施行穴位注射，效果明显。

【来源】［1］任继之.黑龙江中医药，1965，2：42.

［2］吕景山，等.单穴治病选萃.北京：人民卫生出版社，1993：53-57.

［3］朱琦.黑龙江中医药，1966，7：30.

［4］邢守平，等.中国针灸，2000，5：319.

⊙ 治法（七）

【取穴】翳风：在耳垂后方，当乳突与下颌角之间的凹陷处。

快速取穴法：将耳垂向后捺，耳垂的边缘，乳突前方凹陷处即是。

【穴性分析】本穴归于手少阳三焦经，为手、足少阳交会穴，近于齿，具有祛风清热、行气止痛之功。

【操作】患者取坐位或仰卧位，常规消毒局部皮肤后，用28～30号2寸长不

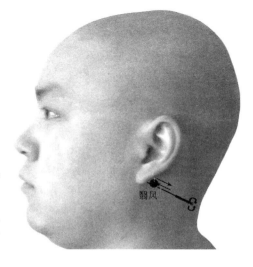

锈钢毫针，快速刺入穴位约1.5寸，给予强刺激手法的泻法，以病者感觉到
出现酸、麻、胀感为度，留针20～30分钟，期间隔10分钟行针1次。每日1次，
一般一次治疗即可获效。

【来源】［1］吕景山，等.单穴治病选萃.北京：人民卫生出版社，1993.

　　　　［2］田维柱.针灸学报，1992，2：40-41.

第十节　齿衄

齿衄是指齿龈出血而言，又称牙衄，多由胃火炽盛或阴虚火旺、迫血妄行所
致，现代医学中牙周炎多属此病范畴。

◎ 治法

【取穴】隐白：在足大趾末节内侧，距趾
甲角0.1寸。

【穴性分析】脾统血，本穴归于脾经，具
有健脾益气摄血之功，是治疗出血证要穴，
主治月经过多、崩漏、吐血、齿衄、尿血、
便血等。

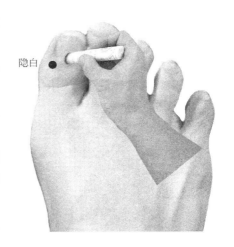

隐白

【操作】用温和灸手法，轮流灸双侧隐白
穴，以局部温热感为宜，每次灸20分钟，每
日1次。

【来源】施曼华.针刺治疗牙出血［J］.上
海针灸杂志，2009，28（10）：595.

第十一节　颞下颌关节功能紊乱

本病为功能性疾病，主要以下颌关节运动障碍（开口过小，开口偏歪，开闭
口绞锁），关节运动时弹响，关节区周围疼痛有关，多见于青壮年。

◎ 治法

【取穴】阿是穴：一般在髁状突外侧后方压痛点。

后，选用34号

于阿是穴，每周1

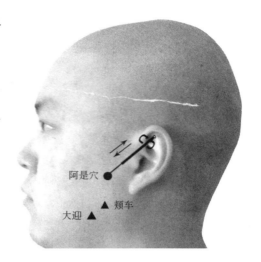

手.捣法针刺治疗下颌关节

床应用研究［J］.中国中医急

症，2   J，19（7）：1111.